脳の寿命を決めるグリア細胞

実は、思考・記憶・感情…を司る陰の立役者だった

岩立康男

青春新書
INTELLIGENCE

はじめに

「脳は神経細胞の塊である」と皆さん思っているのではないでしょうか。脳は神経系の中枢であり、神経細胞（ニューロン）が整然と並んでいて、高速の情報処理をしているというイメージをいだいていると思います。

しかし、違うのです。実は、脳の8割は〝グリア〟と呼ばれる神経ではない細胞でできているのです。しかも3種類ものグリア細胞が存在していて、それぞれ全く違う働きをしています。ですから「脳はグリア細胞の塊である」と言った方がはるかに正確かもしれません。

以前には、グリア細胞は中枢神経系の中でニューロン以外の場所を埋めているだけの単なる支持細胞であると考えられていました。しかし近年の研究で、このグリア細胞がニューロンと豊富なネットワークを作り、神経活動の維持に重要な働きをしているということがわかってきたのです。

3種類のグリア細胞はそのネットワークの中で、それぞれ別々の働き方によってニューロンを支え、複雑な脳機能を生み出すとともに、その命運を握っています。日々入ってくる膨大な情報の中から重要な情報を「選択」し、そこに「集中」するために、そして激務をこなすニューロンをメンテナンスするために、自らそれ以上の激務をこなしているのです。しかし、どんなにしっかりとメンテナンスをしても激務による疲れは蓄積し、脳の細胞は徐々に死んでいってしまいます。これが「老化」という現象です。

多くの人が心配する認知症は、ニューロンの減少した状態といえますが、実はニューロンは比較的強い細胞であり、簡単に死ぬことはありません。一方でグリア細胞はストレスに弱い細胞であり、わずかな環境の変化でも死んでしまいます。

まずグリア細胞が失われることによってネットワークが破たんし、最終的にグリア細胞に引きずられるようにしてニューロンは死に至るのです。

ですから「脳を守る」ということは最終的にニューロンを守ることに他なりませんが、その前にグリア細胞の特性を知り、「グリア細胞を護《まも》る」という新しい発想が重要となります。それによって効率よくニューロンを守り、認知症にならずに自分らしい人生を全うできる確率が高くなるのです。

グリア細胞が健全な脳は、とりもなおさずニューロンが健全な脳と言えるからです。

私は脳神経外科医で、特に脳腫瘍を専門としています。脳腫瘍は非常に細かく分類されますが、中でも「神経膠腫《こうしゅ》（グリオーマ）」という一群がそのグリア細胞を発生母地とする腫瘍です。グリオーマ細胞と、その発生母地となった正常グリア細胞の生物学的な特徴は同じではありませんが、似ている部分が数多く存在します。

脳の細胞の特徴は、それがニューロンであれグリア細胞であれ、細胞に多くの微細な突起があり、それらによってネットワークを作ることにより機能している、という点にあります。グリオーマ細胞もこの特徴を残しており、腫瘍細胞同士で多くのネットワークを作り共存しています。そして、その生存を脅かすような環境変化、つまり化学療法や放射線治療を加えられた場合に、その影響を分散処理することによって軽減し、生存しやすい方向に働いているのです。ですから、薬物療法や放射線療法などに対して抵抗性が高いということになります。

しかも、グリオーマ細胞は正常なグリア細胞や、ときにはニューロンともネットワークを形成し、互いに持ちつ持たれつの関係で支えあって共存していることもわかってきました。これはもともとのニューロンとグリアの複雑に絡み合ったネットワークを模したものので、腫瘍化した後でもその性質を強く残しているわけです。驚くべきことに、グリオーマ細胞はニューロンと「シナプス」というニューロン同士のつなぎ目と同じ構造を作って共存していることさえあることも明らかとなっています。

ですから、ニューロンを傷つけずにグリオーマ細胞だけを減らしていくのは至難の業《わざ》であり、腫瘍はうまく制御できたけれど、神経機能も低下してしまった、という痛恨の事態も少なからず経験しました。緊密なネットワーク構造を作っていますから、グリオーマ細胞が死ねばニューロンにも大きな障害が及ぶのは当然のこととも言えます。

そして、それと同じことが正常なグリア細胞とニューロンの間でも成立するのです。正常なグリア細胞はニューロンとシナプスを作ることこそありませんが、ニューロン同士がシナプスを形成するために必須であったり、ニューロンの電気信号を伝えるために必須であったり、ニューロンへの栄養補給や老廃物を除去するなどのメンテナンスに必須であったり、など強固に依存しあう関係です。そのグリア細胞も含めた相互依存的なネットワーク形成にこそ、脳の機能発揮において大きな意味があるのです。

グリア細胞もグリオーマ細胞も決して弱い細胞ではありませんが、ニューロンに比べれば環境変化や放射線治療、化学療法などに弱い細胞ですから、グリオーマ細胞だけを障害することを目指してきた研究の裏返しとして、「グリア細胞を護る」という発想も可能なはずです。ネットワーク全体を強くするのなら、弱い点を補強していく、というのは当然の戦略でしょう。それをお伝えするのがこの本の目的です。

私は脳外科医ですので、まず実体としてのニューロンやグリア細胞の説明をさせていただき、そのうえで、毎日の普通の生活の中でどのように脳を使うべきか？　ということを考えていきたいと思います。脳という臓器の働き方の原理を知れば、長い人生の中で、やるべきことと、やってはいけないことが見えてくるはずです。脳は、使い方次第で老化の度合いが大きく違ってくるのです。

今この瞬間、脳はどうやって働いてくれているのか。それをイメージして、行動を変えていくことによって脳のパフォーマンスを上げるとともに、その老化を最低限にしていくことができます。

脳を護り、若いときの脳のみずみずしさをできるだけ長く維持して認知症を遠ざけるために、まずグリア細胞を護ることから考えていきましょう。

千葉大学脳神経外科教授　岩立康男

「脳の寿命を決めるグリア細胞」●目次

第3章 アストロサイト 脳を陰で支配する

第8章 間違った脳の使い方が、老化を加速させる

第11章 グリア細胞を護ることは、脳を守ること ……… 181

本文DTP◆センターメディア

第1章

脳はグリア細胞から老化する

脳神経外科医に脳はどう見えているか

一脳神経外科医である私は、脳腫瘍《しゅよう》の特にグリオーマという脳そのものから発生する腫瘍を研究対象として、正常脳の機能を温存しながら腫瘍の根治を目指して、日々努力の毎日を送っています。そんな中で、ある日突然ひらめいたことがあります。

それは、当たり前のことでありながら奇跡のようなこと、機能している生きた脳を実際に目にできるのは脳神経外科医だけだ、ということです。

生きた脳は本当に美しいものです。くも膜という透明な膜に包まれて、水のように透明な脳脊髄液《のうせきずいえき》という液体に浸された脳はきらきらと輝いて見えます。その下には、軟膜という薄く繊細な膜と細かく枝分かれした血管網に包まれた脳が存在します。脳は薄いオレンジ色をにじませたクリーム色で、柔らかくて少しだけ弾力がありますが、指で軽く押しただけで壊れてしまうくらいとても繊細な組織です。

脳は重さ約1400gの器官で、全体のニューロンの数は約1000億とされていて、それらの結びつき方はほぼ無限の組み合わせとなります。DNAのらせん構造を発見したフランシス・クリックは、脳の成り立ちは宇宙の営みよりも神秘であると述べました。1000億のニューロンがどのように結びついているか、それは個人個人で異なり、その結びつき方の組み合わせの数は宇宙の荷電粒子の数よりはるかに多いからです。

あなたの脳は、その膨大な数の可能性の中から、生まれてから全ての経験を映して、たった一つの結びつき方を選び取ったのです。だからこそ脳は貴重であり、あなたがあなたである唯一の拠り所となっています。その脳を実際に見て触れることができる、という喜びと怖さは常に私を支えてきた感情です。

脳の構造からわかること

私たちがよく目にする脳の図は、外表面から眺めた「大脳」が大半を占めています。大脳は、前頭葉、側頭葉、頭頂葉、そして後頭葉に分かれており、それぞれ固有の機能を担当していますが、進化的に言うと一番新しく追加・増設された部分であり、外界からの情報を詳細に解析し、思考し、実際の行動に移すことが最大の役割です。人間が高い知能を有するに至ったのは、この大脳の発達・増設によるところが大きいのですが、特に「前頭前野」といわれる前頭葉の前半部分は、意欲、論理的思考や未来を予測して情動を抑制する機能などに関わり、頭頂葉下部は空間認知能力にかかる、非常に重要な部分です。

この大脳の内側に、「大脳辺縁系」というやや古い脳が存在し、海馬や扁桃体《へんとうたい》、帯状回《たいじょうかい》などから形成されています。ここでは、感覚系からの情報が伝えられて喜びや恐怖といった情動を生み出すとともに、情動によって重みづけされた記憶が形成される場所です。

さらに内側には、視床、視床下部と呼ばれるより古い脳が存在し、感覚情報の中継点となって大脳辺縁系と連携するとともに、生命現象を司る自律神経の中枢となり、内臓の働きや内分泌系の働きを制御しています。

そして最も古い脳が「脳幹《のうかん》」と呼ばれる最深部に存在する部分で、意識や呼吸、心拍などを統括して、生きるために最も重要な部分です。また、脳幹には種々の脳神経があり、咽喉部・顔面の筋肉を動かしたり眼球を動かしたりする中枢となっており、脊髄へとつながっていきます。このように脳が部位ごとに違う機能を担っていることを機能局在《きのうきょくざい》と呼び、脳という臓器に特徴的であり、他の臓器には見られない特徴となっています。

臓器としての脳が持つ2つの特徴

脳という臓器の最も大きな特徴を挙げるとすれば、構成する細胞に多くの微細な突起があり、それらによって複雑なネットワークを作ることによって機能しており、この細胞間ネットワークが決定的に重要であるという点にあります。このネットワーク構造によって人間としての活動が可能になると同時に、その人の歴史を全て反映した一個人としての特性を生み出しているからです。

この「細胞間ネットワークが決定的に重要な臓器である」という点に加えてもう一つ、頭蓋骨に囲まれている、という点も重要です。脳は非常に柔らかく、少し押されたり、ぶつけただけでも大きな損傷を受けてしまいます。そこで、硬い頭蓋骨で覆って保護する必要があったのです。しかし、それが逆に体積が一定である、という弱点を抱え込むことになりました。ニューロンの数を増やして圧倒的な機能向上を図ることもできませんし、外傷や血腫《けっしゅ》、腫瘍、炎症などによって腫れたときには、頭蓋骨の中に納まりきれなくなり、頭蓋骨内部の圧が上昇して、最終的に脳ヘルニアと言って脳そのものが頭蓋骨からはみ出して、生命の危機に直面することになってしまうのです。そのため、一般的に脳神経外科医の仕事は、腫瘍や血腫などの異物を切除したり、頭蓋骨を一部取り除いて、この頭蓋内圧の上昇を防ぐことが重要となります。

脳が侵される疾患《しっかん》は脳腫瘍、脳血管障害（脳卒中）や頭部外傷などの脳神経外科疾患の他に内科的疾患、精神科的疾患がありますが、多くの手術を経験する中で、脳に繊細な脆《もろ》さを感じる一方で、脳の強さ・強靭《きょうじん》さを感じることも少なからずありました。

脳の強さと弱さはどこにあるのか

術後に、患者さんの手足が動かない、言葉が出ない、などの症状が出現して、鬱々《うつうつ》と心が晴れない日々を過ごしたことが何度かありましたが、多くの場合、その後劇的な回復を示したのです。脳の強さを感じるときです。

しかし一方で、ある程度広い範囲の脳が傷んでしまったような場合、例えば血管系の損傷で脳梗塞が起こってしまったような場合、その部分の機能は容易に回復しません。もちろん、リハビリテーションの発達で、機能を補うことはかなりの部分で可能になりましたが、本質的な機能の回復は困難です。この強さと弱さは、脳のどのような生体としての特徴がもたらしているのでしょうか？

強さは、脳細胞の複雑で膨大なネットワーク構造にあります。インターネットのような分散型通信網になっていて、仮に一つの中継部位が破壊されても、他の経路を経由して情報が保持されるような仕組み（システム）となっている点です。

リハビリテーションによって機能が回復するのは、それまでに使っていた回線でなく、つながってはいたけれどほとんど使ってこなかった回線を強化してうまく信号が流れるようになるからです。決して新しい神経回路が構築されるからではありません。

一方で弱さは、厳密な機能局在と再生能力の低さです。前述の分散型通信網とは矛盾する話のようですが、特定の機能はある狭い範囲の脳領域に限局しているため、一定の広がりをもった障害においては機能回復が困難となるのです。

さらに、脳は、その複雑で唯一無二な機能を維持するために、逆説的ではありますが再生能力を最低限に抑えるように発達してきました。

特に新生されたニューロンが必要な部位に移動すること（「遊走《ゆうそう》」といいます）が強く抑えられています。脳の再生能力の低さは、いろいろな脳外科疾患、脳卒中や頭部外傷後の機能回復、そして社会復帰を阻む大きな障壁となっています。

なぜ脳はネットワークの変更を認めないのか

このように脳の再生能力が低く抑えられていることは、実は人類にとって悪いことばかりではありません。人は全て、日々新しい知識を吸収し、新しい経験を積むことでより良い自分に成長していきたいと願っていることでしょう。常に未来を見据えて、進歩を続けていけることが人間の大きな特徴です。

しかし、それは過去の知識・経験がしっかりと保存されていてこそですね。その保存がなされず、過去の自分の経験や知識が次々に上書きされて、新しいものと置き換わってしまったら何が起こるでしょうか？

それは進歩であるとは言えません。過去の経験から学ぶことができず、自分に適さない環境や外敵を避けることができなくなり、生物としては生存の危機につながってしまいます。最終的には社会の維持も困難となり、人類という種の存続の危機につながってしまうでしょう。

ですから、いったん成熟した脳は、そのネットワークを容易に変更させないために、神経新生を最低限に制限するとともに、新たな細胞の遊走や神経軸索《じくさく》の伸長さえも強く抑制する構造を発達させてきました。

ニューロンが再生されて新しい細胞に置き換わっても、その複雑な神経突起を介したネットワークは再現できず、今までと違う回路となってしまいますので、むしろ機能を混乱させてしまうからです。

その働きの中心を担うのも、神経ではない脳、グリア細胞なのです。

「脳＝ニューロンの塊」のイメージが覆された瞬間

私たち脳外科医が見ているのは、肉眼で見える脳の外観だけではありません。脳の機能を救うために、腫瘍や血管の異常部位、血種、頭部外傷後の脳挫傷《のうざしょう》などいろいろな病変を切除して、病理学の専門家と協力して顕微鏡を用いて細胞の構造を子細に調べるのです。

多くは病変部であるため、正常な脳の構造を見ることは少ないのですが、ときに治療上の必要性から、脳の一部を切除せざるを得ない場合があります。特に、てんかんという病気があり、多くの場合、薬物治療で発作が収まり普通に社会生活が可能となるのですが、ときにそれだけではどうしても発作がコントロールできず、その発作を軽減するために正常に近い脳の一部を切除することがあります。

そういった組織に、ニューロンを染める特殊な染色をして観察すると、染色されない（つまりニューロンではない）組織の中に、一つ一つ浮かぶように疎《まば》らにニューロンが存在しているのがわかります。これは初めて見ると衝撃的かもしれません。

なんとニューロンの少ないことか！

もちろん部位によって差がありますし、染色法自体が完璧なものでなくて、ニューロンを１００％染め上げてくれているのかわからない部分もあるのですが、少なくともニューロンが所狭しと、びっしり並んでいるというものではありません。

一方で、全ての細胞の核（遺伝子ＤＮＡを含む染色体が入っている細胞の中枢部）を染めるような染色をしてみると、先ほどのニューロンの数よりはるかに多くの核が存在していることがわかります。つまり、脳にはニューロン以外の細胞がたくさん存在している、ということなのです。私も脳外科医になる前に抱いていた、脳はニューロンの塊である、というイメージは覆されました。

脳はグリア細胞の塊である――3つのグリア細胞とは？

脳は全てニューロンからできているわけではないということ、これは多くの人にとって驚きの事実ではないでしょうか。

それでは、そのニューロンよりもはるかに多く存在する細胞とは何なのか。

それこそが本書のタイトルともなっている「グリア細胞」と言われる細胞です。ニューロンとグリア細胞の比率は健康な成人では年齢ごとにほぼ一定で、ニューロンの占める割合は20歳代の一般的な成人で20％弱、それ以外の80％はグリア細胞が占めているのです。

しかも、グリア細胞にはアストロサイト、オリゴデンドロサイト、マイクログリアの3種類の違う細胞があるのです。

グリア細胞の中で数の比率を見ると、最多のものはオリゴデンドロサイトで、アストロサイトはニューロンよりやや多く、マイクログリアがニューロンとほぼ同数と考えられています。ただこのグリア細胞の比率は、年齢や脳の部位、個人差による違いが大きく、またそのときの脳の状態によっても変化すると考えられています。

ほんの十数年前まで、このグリア細胞はニューロンの間を埋めている単なる物理的な支持細胞だと考えられていました。グリア細胞がニューロンを機能面でも支え、重要なメンテナンスをしているということが明らかとなってきたのはつい最近のことです。

そして、3種類のグリア細胞は、それぞれ全く違う働き方でニューロンの働きを支えています。ニューロンが豊富な突起を持っているということは有名なことですが、グリア細胞にはそれ以上に繊細で豊富な突起が存在し、ニューロンとグリア細胞とが混然一体となったニューロン・グリアネットワークを作っているのです。

脳の働きはこれらの総体として作り出されており、まさに脳は、量的にも機能的にも「グリア細胞の塊」と言ってもいい組織だったのです。

アインシュタインの脳はグリア細胞が多かった

グリア細胞の働きの重要性を示す有名な一例として、相対性理論で有名なアインシュタインの脳に関する逸話があります。

アインシュタインの脳が、死後密かに保存され、多くの研究者に送られていた、というお話はＮＨＫスペシャルという番組でも放送されましたので、ご存知の方も多いのではないでしょうか。その経緯は衝撃的なものでしたが、非常に興味深い事実を私たちに教えてくれています。この間多くの研究者が解析を行ったのですが、ニューロンの数、性状ともに一般的な人間の脳と大きな差はありませんでした。

違いを見つけたのは、著名な神経解剖学者であるカリフォルニア大学バークレー校のダイアモンド博士でした。

アインシュタインの脳では、グリア細胞の量が一般の人よりも2倍程度多かったのです。この研究の優れていた点は、前頭前野と下頭頂小葉という2つの脳部位に注目した点です。これらの部位は、この後本書でも詳しくお話をさせていただきますが、いずれも脳の大規模ネットワークの重要な一部分であり、過去の膨大な記憶と現状分析を統合させて創造性を生み出す領域と考えられるからです。

そして、その創造性を引き出しているのはニューロン単独の働きではなく、グリア細胞の働きが重要な役割を演じていた可能性を示唆しているのです。

もちろんアインシュタインがいかに偉大であったとしても、一人の脳の分析で科学的に確実なことは言えません。しかしながら、最近の脳科学の成果は、グリア細胞の重要性を示すものが多くなりつつありますし、私の脳外科医としての経験からも、これは真実に近い結果であろうと思われます。

いま、グリア細胞に注目が集まる理由

この十数年で大きく変化したグリア細胞に対する認識とはどのようなものでしょうか。

グリア細胞は、ニューロン同士のつなぎ目であるシナプス形成に必須であり、ニューロンの軸索を保護して電気信号を正確にかつ迅速に伝える働きもあります。またニューロン自身はエネルギー代謝が低く抑えられていますので、ニューロンへの栄養補給や老廃物を除去するなどのメンテナンスを行うのもグリア細胞の役割です。

さらに最近では、グリア細胞自身が脳の広範な領域を巻き込んだ情報伝達に重要な役割を果たしていることも明らかとなってきました。アインシュタインの脳で見たように、世の中に革新的な進歩をもたらすような独創的な発想は、ニューロンだけではなく、グリア細胞がニューロンを適切に支え、脳全体のニューロンを適切に同期させ、活性化させた場合に可能になることなのです。

ニューロンによる情報伝達は電気信号を伝えるのが基本ですが、そこにシナプスという化学物質による伝達機構をとり込んでいます。これはなぜなのか?

電気信号は情報を正確に伝えるために有用ですが、一度に多くのニューロンを動かすことができません。そこで、シナプスという構造によって電気信号が化学物質に置き換えられて、広範囲のニューロンに影響する情報伝達が行われていることが明らかとなりました。

このシナプスの働きにグリア細胞が活躍するわけです。

まさに、仕事も勉強もテレビゲームも、そして鬱々《うつうつ》と昔のことを思い悩むのも、考えること、感じることはニューロンの働きであることに間違いありませんが、それを支えているのはグリア細胞だったのです。

いや、もしかするとニューロンを支えるだけではなく、グリア細胞は広範囲のニューロンを同期させて動かす指揮者であり、むしろニューロンより上位の存在であるという可能性もあります。そして、ある部分ではグリア細胞自身が考え、感じているのかもしれません。

加齢による脳の変化には〝法則〟がある

このニューロンとグリア細胞でできた脳は、加齢とともに老化の波にさらされることになります。全体の細胞数が減っていってしまうのです。

昨今の人々の健康上の大きな関心事は、認知症ということになるのではないでしょうか。認知症とは厚生労働省の定義では「脳の病気や障害など様々な原因により認知機能が低下し、日常生活全般に支障が出てくる状態」のことですが、実は脳神経外科ではあまり積極的に扱われることはありません。

それは、アルツハイマー型認知症の原因とされるアミロイドβ《ベータ》やタウタンパクの蓄積が、部位ごとに差があるとはいえ、基本的に脳全体にゆっくりと起こる変化であるからです。

脳外科的に切除したり、脳血管を再建したりすることで治療可能とは考えられてこなかったのです。

しかし、外来で脳腫瘍の治療後経過を見ている患者さんたちは、安定した状態では例外なく「認知の方はどうですか?」と聞いてこられます。「人の名前が出てこなくなった」「何をしようとしたか忘れる」といった症状は、加齢に伴って多かれ少なかれみられるのですが、多くの方が認知症を心配されているのです。

Magnetic resonance imaging（ＭＲＩ＝磁気共鳴画像法）などの画像だけで認知症の診断ができるわけではありませんが、それに随伴《ずいはん》する顕著《けんちょ》な脳萎縮や大脳白質《はくしつ》の変性所見などがありますので、それらを確認してお答えしています。

脳萎縮は文字通り脳の縮小という意味で、もしあればＭＲＩで確認できます。加齢に伴って細胞数が減少するため脳は全体的に萎縮してきます。正常加齢では前頭葉に強いのが特徴で、アルツハイマー型認知症では側頭葉に強いとされていますが、いずれも全体的な脳萎縮を背景としていますので決定的な差とまでは言えません。

そして、もう一つ重要なのが大脳白質の変性で、ＭＲＩのＴ２強調画像の色調変化で判断でき、これが強い場合は加齢による脳萎縮だけでは説明できない認知機能低下がある場合が多くなります。この画像上での大脳白質の変化は、近年アルツハイマー型認知症の特徴として注目されるようになってきましたが、加齢とともにある程度は現れるもので、特別強い変化でなければ、認知症に特徴的な変化というわけではありません。

つまり、認知症を示す画像検査での脳の変化は、加齢に伴う脳の変化が特に顕著になったもので、認知症と正常加齢の区別は容易ではない、ということです。

それではこのMRI上で見られる大脳白質の色調の変化は何を表しているのでしょうか？　それは脳の細胞組成の変化です。脳の細胞組成、とはどういうことか？　加齢に伴って、このグリア細胞にニューロンを加えた4種類の細胞が同じように減少していけば細胞組成の変化は起こりません。つまり、MRIでの色調の変化は起こらないわけです。ところが現実には、大脳白質の色調の変化が起こります。つまり、これら4つの細胞は、加齢によってそれぞれ違うスピードで減少していき、細胞組成の変化につながるのです。

実は、ニューロンはこれら4つの細胞の中で最も死ににくい細胞で、それに比べて死にやすい細胞に引きずられて脱落していってしまうのです。その弱い細胞が、本書のタイトルともなっている「グリア細胞」です。さらに、そのグリア細胞の中でも一番死にやすい細胞が何かをこれから説明していきます。それを知れば、日常生活での行動、習慣や考え方のどういった点が、脳の中のどの細胞に影響するのかがわかり、脳を守ることができるようになるでしょう。

第2章

脳はニューロンだけでは働けない

ニューロンの働きを決めているグリア細胞

まさしく、脳に対する皆さんのイメージは「ニューロン」だと思います。実際に、ニューロンが電気信号を伝える神経活動の主体であり、豊富な突起を有していて、高度なネットワーク構造を作って働いています。

しかし、コンピュータでイメージするような、整然と並んでオン・オフを繰り返し、電気信号を伝えているわけではありません。むしろ、グリア細胞でできたトンネルの中をニューロンの線維《せんい》が走り、グリア細胞の働き具合によって電気信号の流れ方が変化する柔軟性が特徴といえます。言い換えれば、ニューロンの働き方は全てグリア細胞によってコントロールされているのです。その詳細をこの先見ていきましょう。

ニューロンの構造は、他のニューロンから入力を受ける樹状突起、その情報を統合してニューロン全体に活動電位を生じさせる（この状態を発火という）細胞体、電気的出力を伝搬《でんぱん》する軸索、の3つの要素に分けられます。

脳のニューロンの樹状突起には、なんと数万個のニューロン軸索が「シナプス」というニューロン同士のつなぎ目を形成しており、これらの信号の総和がある閾値《いきち》を超えると、このニューロンが興奮し、軸索を介してその先のニューロンに信号を伝える、という働き方をします。1個のニューロンに対してこの数ですから、脳の総体としての働きは、非常に多くのニューロンが関係した複雑な経過をとることがわかると思います。

電気信号を伝える原理は、帯電したナトリウムイオンやカリウムイオンをニューロンの細胞膜を通して出し入れすることによって生まれます。必要なときに電気信号を流すためには、常に細胞内外でこれらイオンの濃度差を作っておく必要があります。そのために細胞膜にはナトリウムポンプというものがあり、膨大なエネルギーを使っているのです。常に水を高い所に汲み上げておいて、必要なときにこれを一気に流して発電する、というイメージでしょうか。

グリア細胞が作る絶縁物質「ミエリン鞘」は多彩な機能を持つ

昔の機械の中をのぞいてみると、電線がカラフルなビニールコードに包まれて収まっているのが見えると思います。むき出しの電線同士が触れ合ってしまえば、たちまちショートしてうまく働かなくなってしまうためです。それと同じ原理で、電気信号を伝えるニューロンの軸索がむき出しのままでは脳はうまく機能しなくなります。

そこで、脳の中ではオリゴデンドロサイトというグリア細胞が作る「ミエリン鞘《しょう》」という絶縁物質が軸索にしっかりと巻き付いているのです。

ミエリン鞘の1つ目の機能は、ビニールコードと同じ働きで、電気信号がショートして混線しないように保護している点です。繊細で複雑なネットワークをうまく作動させるためには、電気信号を伝える個々の配線は、しっかりと独立させておかなくてはいけません。しかし、ミエリン鞘は単に軸索同士が触れ合って混線するのを防ぐビニールコードではなく、他にもいくつかニューロンの働きにとってなくてはならない役割を担っています。

2つ目の機能として、電気信号が伝わる速さを上げる点にあります。つまり、軸索が電気信号を伝えるといっても金属ではありませんのでスピードに限界があります。そこで、このミエリン鞘が「跳躍伝導《ちょうやくでんどう》」という技を使って速度を上げて、脳の異なる領野間での情報交換を容易にしているのです。これによって初めて、高度な情報処理や思考が可能になります。また、ミエリン鞘の厚みが増すことは、ニューロンの働きを効率的にして、記憶を長期にわたって安定化させるためにも必須であることも示されています。

このミエリン鞘のもう一つの重要な機能が、長い軸索に対する栄養分の補給です。ニューロンの細胞体ではタンパク合成が盛んに行われていますが、その反面エネルギーを生み出す代謝は低く抑えられています。先ほどお話ししましたように、ニューロンでは膜電位の維持という膨大な仕事があり、この栄養補給には軸索を包むミエリン鞘が中心的な働きをしているのです。

そして最後にもう一つ重要な働きを紹介しておきます。それは、ミエリン鞘には、新たな軸索の伸長や細胞の遊走を抑える機能があるという点です。これがニューロンネットワークの変更を許容しないために脳が発達させた最も重要な構造なのです。

ニューロンは、なぜあえてシナプス構造を採用したのか

軸索を伝わった電気信号は、その終点で次のニューロンに信号を伝達するわけですが、この部分は直接つながらずに、狭い間隙を作っています。この部分がシナプスと呼ばれる構造であり、種々の化学物質が分泌されて次のニューロンに信号を届ける、という形態となっています。

軸索を伝わった電気信号は、このシナプス前膜で化学物質の放出というエネルギーに変えられ、シナプス間隙に放たれた化学伝達物質（神経伝達物質）がシナプス後膜の受容体に結合して、これによって受け手側のニューロンでもイオンチャネルが開いて、再び電気信号に変換するという複雑で冗長ともいえるシステムとなっているのです。

すなわち、ニューロンの機能は、電気信号を化学物質のやり取りに一度変換している、という点が非常に特徴的なのです。この方法では、神経伝達物質やイオンの動きが必要となり、電気信号を送るよりはるかに時間がかかってしまいます。つまり情報伝達が遅いの

です。それでも、動物は進化の過程でこのシナプスによる神経伝達を発達させてきました。なぜこのような冗長な方法を採用したのでしょうか？

神経伝達物質には、グルタミン酸やγ《ガンマ》アミノ酪酸《らくさん》（GABA《ギャバ》）を代表とするアミノ酸類とモノアミン類およびアセチルコリンなどがあります。

前者のうち、グルタミン酸は興奮作用、GABAは抑制作用を持ち、イオンチャンネルに作用してイオンを移動させることによって機能します。

グルタミン酸やGABAを使うシナプスは構造がタイトで神経伝達物質の漏れがないため、速く、狭い範囲に情報を伝えることが可能となります。いわば、シナプスという構造でイメージする「一対一」の情報伝達に働く神経伝達物質です。グルタミン酸は、大脳皮質で働く神経伝達物質の80％を占めているとされています。

一方で、モノアミン類は、細胞内の酵素活性を変化させることによって作用を及ぼします。この神経伝達物質は、タンパクの構造を変化させるため、作用に時間がかかり、持続時間も長いという特徴があります。シナプス構造が比較的ルーズなため、軸索周囲の多くのニューロンに影響することができます。つまり「一対多」の形で広範囲に情報を伝えるのが特徴で、その神経線維は、脳幹の核から出て、主に前頭前野に投射しています。

モノアミン類にはノルアドレナリン、ドーパミン、セロトニン、ヒスタミンなど多くの方がよく知っている神経伝達物質が含まれており、気分や感情、あるいは覚醒と睡眠のリズムなどに関与しています。

このモノアミン類は、アセチルコリンとともに「広範囲調節系」とも呼ばれているのですが、迅速に広範囲に作用させるためには、単なる拡散に任せるだけでは不十分で、広範なネットワークを作ったアストロサイトというグリア細胞の助けが必要になるのです。

つまり多くのニューロンの働き方を短時間に同期させるためにグリア細胞が必須であるということです。逆に言えば、ニューロンがわざわざシナプス構造を採用したのは、グリア細胞を活用するためである、と言った方がいいかもしれません。

余った神経伝達物質は、グリア細胞が回収している

私が学生だったころ、このシナプスの話を聞いて非常に不安に思った点があります。それは、シナプス間隙に放出された神経伝達物質はその後どうなってしまうのだろう?という点です。

次の電気信号が来る前に、この神経伝達物質をクリアしておかなければ、つまり前回のシナプス活動の前の状態に戻しておかなければ、このシナプスは同じように働けません。

記憶はニューロンネットワークのどこにあるのか

ニューロンは興奮しっぱなしになってしまうのではないか？　そして、それは脳にとって危険な状態なのではないか？

これに対して、答えらしきものが文献上で本格的に登場するのは２０１１年のことです。シナプスの形成に、グリア細胞のアストロサイトが重要な役割を担っている、という「３者間シナプス」という理論が確立したのです。「信号を送る側のニューロン」と「受け取る側のニューロン」、そして「アストロサイト」を加えて3者ということになります。

アストロサイトが、シナプスを包み込むように囲んでいて、神経伝達物質の余剰分を直ちに回収し、次の刺激に備えている、というもので目からうろこ的な感動を覚えました。そればかりか、このアストロサイトが電気的な信号伝達に必須なナトリウムイオン、カリウムイオンやカルシウムイオンの濃度調節も行っているのです。

広範囲調節系の神経伝達物質が多数のニューロンを同時に動かすときに働くグリア細胞がまさにこのアストロサイトでしたね。

アストロサイトが無ければシナプスでの情報伝達は成り立たない、いやむしろ脳の情報伝達はアストロサイトが支配している可能性さえあるのです。

ニューロンの働き、と聞けば多くの人は学生時代の試験前日のことを思い出すのではないでしょうか。「記憶力の強い人間になりたい」と何度思ったことか。試験前に徹夜をして教科書を全部マスターしたつもりが、当日は頭がぼーっとして全くできなかった、という経験もあるのではないでしょうか。これは、ぼーっとしているのではなくて、記憶が定着していなかったということかもしれません。

しかし、そもそも記憶の定着とは何か？　実は、これはまだ研究途上のテーマであり、確定的な理論はないのですが、近年の研究から多くのことが明らかとなってきました。

記憶となる新しい情報を得る前と、得た後に、脳内で起こった変化こそが「記憶」ということになります。しかし、脳ではグリア細胞の働きによって、ニューロンネットワークの根幹は変わりません。それでは記憶は脳のどこを変えているのでしょうか？

新たな情報を得ることによって、ネットワーク内のシナプスの伝達効率が変化しているのです。この伝達効率が「シナプス強度」という尺度であり、ニューロンの発火がシナプスを介して次のニューロンにどれだけ影響を与えるか、を示しています。

実は、シナプス強度は必ずしも一定ではなく、その回路の使用頻度によってその効率が上がったり下がったりするのです。これを「シナプス可塑性《かそせい》」と呼んでおり、記憶というものの本体と考えられています。

シナプス強度が増強すれば、電気信号が流れやすくなり、より小さな刺激で、短時間のうちにその情報にかかる信号を流すことができるため、シナプス可塑性は記憶の形成において重要な要素となっているのです。

シナプス可塑性には、シナプスにおける神経伝達物質の放出量、それを受け取るレセプターの数や化学的修飾の変化、さらにシナプスそのものの数や大きさなどが関わってきます。シナプスにこういった変化をもたらすには、ニューロンそのものの働きの他、アストロサイトやマイクログリアといったグリア細胞の働きも必要となるのです。

グリア細胞が記憶を生み出す

免疫グロブリン遺伝子の働きを解明してノーベル医学生理学賞を受賞した利根川進博士は、その後、理化学研究所で脳の研究を行っており、大きな成果を上げてきています。その一つとして、練習によって運動能力が高まったり、記憶を獲得していくためには、シナプス強度が増強される必要があり、そのためにはグリア細胞が必須であるということを示した研究があります。

アストロサイトが働かないように操作した動物では、シナプス強度の上昇が起こらなかったのです。シナプス強度を増強したときに、アストロサイト内でのカルシウムイオン濃度が上昇していることも示されました。

シナプス可塑性という現象には既存のシナプスの伝達効率を上げるだけでなく、新たなシナプスを生み出すことも含まれています。

成熟マウスにおいても、練習によって大脳皮質運動野に新たなシナプスが作られるのですが、グリア細胞の一種であるマイクログリアを欠損させてしまうと、このシナプスの増加と学習効果による運動能力の向上が見られないことが示されています。

ここで働いているのは、骨髄細胞由来であるマイクログリアが産生する神経栄養因子であり、これがないとニューロンが活性化されず、新たなシナプスも作られないのです。

つまり、学習や練習によって新たなシナプスを形成するためには、アストロサイトやマイクログリアといったグリア細胞が必須であるということです。

一方で、使われる頻度の少ないシナプスの存在は、情報伝達において雑音となり、回路全体の伝達効率を低下させてしまいますので、これを消去する（刈り取る）ことも記憶の形成に重要だと考えられています。

実は、ここの部分でも重要な役割を演じるのがマイクログリアであり、電気的活性の低いシナプスを積極的に「刈り取る」働きをしているのです。こういった一連のシナプス強度の変化、シナプスの消長を全て含めてシナプス可塑性と呼ばれます。

生後間もない発達途上の脳では、まずランダムに過剰な量のシナプスが作られ、使われないシナプスがこの「シナプス刈り込み」により消去されて成熟した脳へと移行していきます。こういった現象は、頻度がはるかに少ないものの成人脳の海馬や大脳皮質でも起こっており、ニューロンネットワークを最適化して、知性を発達・成熟させることに関わってくるのです。

この最適化を可能にしているのが電気信号を化学物質に置き換えるシナプスの仕組みであり、ニューロンネットワークの成長をもたらすグリア細胞の働きです。これが電気回路と決定的に異なる点です。

ものを記憶するとき、「海馬」で起きていること

記憶はニューロンネットワーク内のシナプス可塑性によって形成されることがわかりましたが、その具体的な場所はどこでしょうか？

認知症に関するテレビ番組や記事を見ていると、「海馬」という脳部位の名称が頻繁に登場します。この海馬は側頭葉の内側部にあります。アルツハイマー型認知症において側頭葉が高頻度に萎縮することは説明した通りです。

記憶の最初のプロセスである記銘においては、まずこの海馬において、一過性にシナプ

ス強度が高まります。これを「短期記憶」とも呼んでおり、記憶を生成するときの最初のステップとして重要になります。シナプスにおけるタンパク合成が変化したり、シナプスの形態が変化するなどして、持続的にシナプス強度が高まることによって「長期記憶」に変化して行きます。

脳のニューロンネットワークは非常に保守的で、一度ミエリン鞘が作られたら決して変更されないわけですが、それではどうやって新しい長期記憶を作っていくのでしょうか？

この記憶の獲得には、海馬という場所で起こる神経新生が関わっています。後ほど「神経幹細胞」の章で詳しくご紹介しますが、海馬は成人の脳で神経新生が確認される数少ない部位の一つです。近年、この海馬で起こっている新生ニューロンによるシナプス形成が記憶の獲得に重要な役割を果たしていることがわかってきました。

この神経新生にもグリア細胞が関わっています。新規の情報を得たり、新規の環境に置かれると、海馬における新生ニューロンの数が増えており、同時に、海馬におけるマイクログリアの数も増えていることが示されたのです。

そして、長期にわたる記憶の保持のためには、情報が海馬から大脳皮質に移動していることが必要と考えられています。大脳皮質のニューロンにおいて、シナプス可塑性が起こってシナプス強度が増強されることが、大脳皮質に情報が移動した、ということになるのです。おそらく、神経新生によって生まれた海馬内での新たな神経回路が、既存の海馬と大脳皮質を結ぶネットワークを活性化するのではないか、と考えられています。

忘れることは新しい記憶の形成に欠かせない

驚くべきことに、海馬での新生ニューロンは古い記憶を消去している、ということも明らかとなっています。

新生ニューロンは海馬の中で新たなシナプスを形成しますが、これによって以前に形成された記憶に関する回路に変更をもたらすことになるからです。直接既存のニューロンを使うと過去の記憶に変更が加わるため、新たな記憶には新生ニューロンを割り振り、使われないニューロンは消去する、という戦略を取ったのでしょう。ここでも、電気的活動が相対的に弱くなった既存のシナプスを刈り取るマイクログリアの働きが重要になるわけです。

遺伝子操作をしたり放射線を照射したりして海馬での神経新生を減少させると、これによって新たな記憶の形成は困難となるのですが、海馬に依存する記憶は比較的長期に維持されることになります。新生ニューロンによる既存の記憶の消去が行われないためです。

これは、加齢による記憶障害が、新しいことは憶えられないけれど、昔のことはしっかりと憶えているという形をとることをうまく説明してくれます。

「忘却」は記憶にとって非常に重要な〝プロセス〟なのです。英文学者で評論家の外山滋比古氏は『忘れる力 思考への知の条件』（さくら舎）という著書の中で、知識が多すぎるのは良くないので、不要な記憶は自然と消されるようになっているのではないか、と述べています。

新しいことを考えるには、忘却が必要なのであり、忘却は最も重要な作用なので〝自動的に〟行われるようになっている可能性がある、とも述べています。まさにその通りではないかと思います。

忘れることができなければ、おそらく私たちは新たな記憶を持つことができません。もしも人間が全ての記憶を保持していたら、記憶量は膨大となり脳はパンクしてしまうでしょう。なにより、その人の歴史が作り上げたニューロン・グリアネットワークに変更が加わってしまうことになります。

海馬での神経新生が記憶の獲得に重要であり、その際に古くなり使われなくなったシナプス・ニューロンは消失する、という脳科学の最新データは、まさに「忘却」に重要性を示すものです。

シナプスとグリア細胞によって「思考」が生まれる

一つのニューロンに多くのニューロンがシナプスを作り、その信号の総和が閾値を超えなければ次に伝わらず、さらにそのシナプス自体がグリア細胞との情報のやり取りで増強されたり消失したりする、という仕組みは脳の機能に豊かな多様性を生み出します。

これが記憶の定着、ひいては記憶をいかに引き出し、結びつけるか、といった人としての考え方の個性、指向性や知性全般を形作っていると考えられます。

単なる電気的情報の伝達でなく、化学的な物質の移動による情報伝達は、グリア細胞による広範囲の情報伝達や、シナプス可塑性によって学習や記憶、指向性といった脳の変化を可能にしたのです。

「思考」という行為そのものが、こういったシナプスとグリア細胞を介したニューロンの働き方がなければ実現しなかったのではないでしょうか?

シナプスにおける化学物質の移動による情報伝達は、重要な経験値を保持するためにニューロンネットワーク自体の変更は行わず、介在するグリア細胞の働き方とシナプス強度を変更することによって、新たな経験を知識・記憶として脳内に取り込んで環境変化に適合していくための可塑性を持たせる、という矛盾する2つの命題を解決する芸術的な方法だったのです。

グリア細胞が、脳のメンテナンスを一手に引き受ける

アミロイドβは、アルツハイマー病の原因として非常に有名なタンパクですが、その前身となるアミロイド前駆体《ぜんくたい》タンパク質は、シナプスの細胞外腔《がいくう》に高濃度に存在し、シナプスの形成と機能に必須であると考えられています。そして、この前駆体タンパクが、タンパク質を分解する酵素によってアミロイドβとなります。

アミロイドβの正常脳での機能は明らかではありませんが、転写因子としての機能、コレステロール輸送の調節、酸化ストレスからの保護などが報告されています。つまり、アミロイド前駆体タンパクもアミロイドβも脳の機能を維持するために重要な役割を担っており、シナプスが働くほどに産生される、ということなのです。

しかし、このアミロイドβは容易に重合《じゅうごう》（凝集《ぎょうしゅう》）して、正常な機能を失うとともに蓄積して神経毒性を発揮してしまいます。数十個単位で結合した場合「オリゴマー」と呼ばれ、シナプスの機能を損なう可能性が出てきます。ましてそれ以上凝集して、不溶性となった場合は結晶化して蓄積し正常な代謝を損なうとともに、免疫系の標的となって慢性的な炎

症を引き起こし、周囲の細胞も巻き込んだ細胞死の原因となります。

つまり、アミロイドβが凝集して蓄積しないようにメンテナンスすることが脳のパフォーマンスを高く保つために重要なのです。このメンテナンスをするのが、種々のグリア細胞の役割であり、第3章以降のグリア細胞の項で詳しく説明していきます。

アルツハイマー型認知症に対するアミロイドβを標的として症状改善を図る薬は、これまで数多くの臨床試験が行われましたが、ほぼ全て失敗に終わっています。

それは、アミロイドβが脳機能を低下させる多くの要素の中の一つに過ぎないからなのです。アミロイドβが蓄積してしまうような脳内環境は、他にも多くの変性したタンパクの凝集・沈着を起こしやすくなっていると考えられます。

異常タンパクの蓄積を防ぐのも、グリア細胞の重要な役割

タウタンパクも、アルツハイマー病において神経変性をもたらすタンパクとして有名です。

しかし、実はこれも正常ニューロンに大量に存在するタンパクであり、細胞骨格（細胞の形のことです）を維持するために必要な微小管の形成に重要な役割を演じています。このタウタンパクの機能は、リン酸化というタンパク質の化学的修飾により調節されており、

適度なリン酸化が正常な機能のために必要です。

一方で、過剰なリン酸化を受けると凝集しやすくなり、細胞内に蓄積して、軸索の正常な形態と物質輸送という役割を果たすことが困難になり、最終的にニューロンの細胞死を導いてしまいます。

これが、神経原線維変化《しんけいげんせんいへんか》と呼ばれており、アミロイドβと並ぶアルツハイマー病の2大病理所見となっています。

タンパクの凝集という現象が、細胞の機能を失わせ、最終的に細胞死・脱落につながっていってしまうことが、アミロイドβとタウタンパクを通して実感いただけたかと思います。

そしてこれは何もアミロイドβやタウタンパクという特殊なタンパクに限ったことではないのです。

変性した異常タンパクが凝集し蓄積していけば、それが何であってもニューロンやグリア細胞の正常な代謝を妨げて細胞死を誘導してしまいます。特にニューロンのような細胞回転の遅い細胞では、健全な細胞の維持に特に必須な点となります。

認知症をはじめとする脳の老化を防ぐには、異常タンパクが蓄積しやすい脳内環境を改善していくことこそが重要であり、そのためには、タンパク質は常に代謝され、循環し排泄されていることが必要となります。

脳における排泄機能、異物除去作用は全て、グリア細胞が担当しており、その多彩な働きの中の一つとなっています。

次の章からはこのグリア細胞について見ていきましょう。

第3章

アストロサイト
脳を陰で支配する

アストロサイトは膨大な数の突起で結びつく

さて、脳にはニューロン以外にグリア細胞と呼ばれる細胞群があり、脳の中の細胞の80%を占め、ニューロンの神経活動を調節し保護するという重要な役割があることがご理解いただけたかと思います。いよいよそのグリア細胞のお話に移ります。

3種類のグリア細胞が存在しますが、まずアストロサイト（星状膠細胞《せいじょうこうさいぼう》）のお話をしていきましょう。

アストロサイトは星（astro）のように多数の突起を出しているということで命名されましたが、この細胞を描出するために使う染色物質が末端の細かな突起にまで届かなかったためで、実は星状の突起の末梢にはさらに細かな突起が多数存在し、星状というよりスポンジ状と言ってもいいくらいの形状となっていたのです。なんと、その突起の数は、アストロサイト1つあたり10万個以上とされています。

そして重要な点は、この膨大な量の突起同士が結合してネットワークを作るだけでなく、一体となって大きな合胞体《ごうほうたい》を作っていることです。合胞体というのは、まるで一つの細胞のように物質の受け渡しをしていることを意味しています。

ニューロンからの電気的刺激や神経伝達物質を受け取ったアストロサイトは、この突起同士の結合部を介して、カルシウム振動（刺激に対する反応として細胞内カルシウムイオン濃度が律動的に変動すること）というある種の信号を合胞体全体に送り届けることができます。

カルシウム振動は、アストロサイトを活性化するとともに収縮させます。これが、覚醒度や感情・気分といった脳内の特定の領域のニューロン群が協調して働かなくてはいけない場面で、それらを統合する指揮者としての働きをするのです。

シナプス伝達効率のカギを握るアストロサイト

第2章の「余った神経伝達物質は、グリア細胞が回収している」の項で、脳のシナプス形成にアストロサイトが重要な働きをしているという理論、「3者間シナプス」をご紹介しました。ニューロンの電気的活動はイオンを出し入れすることによって行われていますので、アストロサイトが働くことによって、ニューロンの活動に伴う細胞外イオン環境の恒常性が維持されているのです。細胞外液のイオン濃度を調節することは脳の機能にとって重要なポイントとなります。

このとき、アストロサイトはニューロンの電位変化を感知して細胞質内のカルシウム濃度を上昇させ、イオンポンプを発動させるのです。つまり、ニューロンの電気的な活動がアストロサイトに作用して、シナプスにおけるイオン濃度を能動的に調節しているのです。

同様に、アストロサイトには、シナプスにおける神経伝達物質の濃度を感知して、シナプス内の過剰な神経伝達物質を積極的に回収して次の刺激に備える働きもあります。これこそが第2章でお話しした神経伝達物質の回収機構に相当する部分です。こういった機能が整備されなければ、電気信号を化学物質に置き換えた信号伝達などできるはずはありません。

このとき働くのが各伝達物質に特異的なトランスポーターで、アストロサイトにはほぼ全ての神経伝達物質に対する特異的なトランスポーターが存在していることがわかっています。例えば中枢神経系の約80%のシナプスで興奮性神経伝達物質として働くグルタミン酸は、興奮性アミノ酸トランスポーターによってアストロサイトに取り込まれます。この他にも、抑制性伝達物質の代表であるGABAに対する特異的トランスポーターも存在しており、このアストロサイトの働きが無ければ、ニューロンのシナプス活動は生まれてこなかったでしょう。

広範なニューロンを同時に動かす中心的役割を果たす

そして、近年見いだされた革新的な所見が「グリオトランスミッター」の存在です。神経伝達物質のうち、ニューロンから分泌される調節系神経伝達物質であるノルアドレナリン、ドーパミン、セロトニンといったモノアミン類やアセチルコリンの刺激によって、アストロサイトからグルタミン酸やGABAが遊離されることが示されました。

グルタミン酸やGABAは重要な神経伝達物質でしたね。つまり、この事実はニューロンからアストロサイトという情報伝達のみならず、「アストロサイトからニューロンへの情報伝達」という驚異的な事実が存在することを示しているのです。

ここで注目されるのが、ノルアドレナリンやアセチルコリンといった広範囲調節系の神経伝達物質が周囲のニューロンに影響するときに、合胞体を形成したアストロサイトが介在してカルシウム振動として迅速かつ広範囲にニューロン活動を調節している、という点です。

神経伝達物質そのものの拡散に任せていたら、ある領域のニューロンを全て同期させて同じ状態にすることはできません。

合胞体としてのアストロサイトの活動が、周囲のニューロンに迅速に（とはいっても電気的な信号伝達よりは遅いのですが）かつ均一に信号を届けることが可能になるわけです。

危険を察知して覚醒度を上げなければいけないとき、また新たな環境を探して食物や異性といった報酬を求めに行くかどうかの判断など、いずれも広範囲のニューロンが同時に活動しないといけないのです。

このアストロサイトによる複数ニューロンの同時並列的な活性化が、コンピュータと異なる脳の特徴の一つです。

過去の経験、記憶によって変化するシナプスでの伝達効率、「シナプス可塑性」の話をしましたが、それに加えて、情報に感情・気分による化学的信号の重みづけが加わることによって、その人間の指向性や考え方の差、つまり個性を生み出しているわけです。

この中心的役割を果たすのが、アストロサイトの合胞体によるカルシウム振動という現象だったのです。

ニューロンへの血流・エネルギー供給も重要な役目

アストロサイトのもう一つの重要な働きが、ニューロンへの血流・エネルギー供給です。脳の細動脈はアストロサイトの先端で覆われており、ニューロンは血管と直接接していないため、血中物質の受け渡しは全てアストロサイトを介して行われているのです。

ニューロンにとって唯一のエネルギー源であるグルコースは、GLUT1（グルコーストランスポーター1）という受容体を介してアストロサイトに取り込まれ、その中で乳酸にまで代謝されたのち、専用の物質輸送のための構造を介してニューロンに運び込まれて、

ATP（アデノシン三リン酸）という最終エネルギー源が作られることになります。ニューロンはアストロサイトのこの働きがなければ、飢餓《きが》状態となってしまうでしょう。

また、ニューロンの活動に合わせた血流調節はどのように行われているのでしょうか？ 活発に働いているときには、より多くの血流が必要になるのは当然のことです。ニューロン活動によって遊離されたグルタミン酸が細動脈周辺のアストロサイト内カルシウム濃度を高めます。これによってアストロサイトが収縮し、その結果アストロサイトに包まれた細動脈の径が拡大して、機能に応じた血流が確保されることになるのです。

非常にシンプルで美しい機能調節ですね。脳の機能に応じた血流の変化をもたらしていたのはアストロサイトだったということです。

脳の〝関所〟で脳への物質の出入りを監視する

皆さんは「血液脳関門《けつえきのうかんもん》」という言葉を聞いたことはあるでしょうか？ ひと言でいえば脳の〝関所〟です。脳の毛細血管では内皮細胞同士が密着結合によって結びついて物理的な障壁となっています。そして、その内皮細胞に種々のトランスポーターが発現していて、脳にとって必要ない、あるいは有害な物質はエネルギーを使って積極的に排出しています。さらにはアストロサイトの突起が血管を包み込んでいて、ここにも種々のトランスポーターが発現して物質の出入りを管理しているのです。

　これら、血管内皮細胞とアストロサイトの作る脳血管の構造を血液脳関門（Blood-brain barrier：ＢＢＢ）と呼んでいます。そして、非常に厳格な物質の流入制限を行っているわけです。

　脳神経外科や脳神経内科など脳を扱う診療科では、ＢＢＢの存在により薬剤が脳には入っていかない、ということで治療上常に問題となる構造なのですが、もちろん生物学的には大きな意味があるはずです。

　これは、唯一無二な脳の機能を維持するために再生能力を最低限に抑えていることと同じ理由と考えられます。つまり、ニューロン・グリアのネットワークに変更を加えないために、新たな物質や細胞が脳に入り込んで、ネットワークの組み換えや異物への反応である炎症が起こらないようにしているのです。

　江戸幕府が、その維持のために江戸の周辺地域に多くの関所を設けて、人の出入り、物の出入りを最小限に抑えたのと同じことですね。この政策は、おそらく江戸幕府の長期安定化につながりました。

　薬物治療においては不利になりますが、生物は、合成された薬剤で治療をうけることなど想定して進化してきたわけではありません。

アストロサイトによって、脳は自らコレステロールを作り出す

アストロサイトの働きは、ここまでお話をしてきた広範囲情報伝達、シナプスの形成、脳血流調節だけにとどまりません。アストロサイトは脳内において非常に重要な物質を産生しているのです。

それがコレステロールです。

コレステロールは健康を損なう悪役とされることが多いのですが、実は細胞膜の成分になるため、成体にとって必須の物質です。そして、脳は体重のわずか2％を占めるだけにもかかわらず、全身のコレステロールの25％を含んでいます。

しかも驚くべきことに、脳はこのコレステロールの全てを自ら作り出しており、その主役がアストロサイトなのです。

全身の他の臓器が肝臓によって作り出されたコレステロールを利用して効率よく脂質の代謝を行っているのに対し、なぜ脳は膨大なエネルギーを使って自らコレステロールを作り出しているのでしょうか？

現実に、血液脳関門ＢＢＢがあるために血中コレステロールは脳の中に入っていくことができません。その条件のもとでニューロンやグリア細胞の繊細かつ大量の突起をもった

複雑な細胞形状をつくりだして維持するために、膨大な量のコレステロールを自ら合成することが必要となったと考えられます。

逆に言うと、コレステロールを合成する効率の良い酵素を備えた細胞環境を整えることができたからこそ、この繊細で複雑な脳という巨大システムが発達してこられたとも言えるでしょう。

ニューロンの細胞膜はアストロサイトが作っている

そしてこのコレステロール産生によって、アストロサイトは自身の膨大な量の突起に見合うだけの大量の細胞膜形成に役立てるとともに、アポリポプロテインE（ＡｐｏＥ《アポイー》）という脂質と結合するキャリアータンパクを産生して、これを使ってニューロンに運び、神経突起やシナプスの形成に役立てているのです。

ニューロンは細胞膜の形成に必須な脂質の供給を完全にアストロサイトに頼っていますので、このＡｐｏＥタンパクがうまく働かないとニューロンの障害につながっていきます。

実際に、このＡｐｏＥの働きが不十分なε4（εの読みは「イプシロン」）という遺伝子が重なった遺伝子型では、アルツハイマー病になる確率が、それ以外の組み合わせに比べて10倍以上高いことが知られています。これは、ＡｐｏＥの働きの低下によって、アストロサイトで作られたコレステロールがニューロンに送れなくなるせいだと考えられています。一方で、全身性の脂質異常症で血清コレステロール値が高いとアルツハイマー病になりやすいことも明らかとなっています。これは、ネガティブフィードバックによって、ＡｐｏＥタンパクやその受容体タンパクの脳内発現が低下しているからであろうと考えられます。

さらに、このＡｐｏＥタンパクは、アルツハイマー病の原因物質といわれているアミロイドβの排出にも関わっており、アミロイドβはこのＡｐｏＥを介して、以下に紹介するグリンパティック・システムから脳脊髄液中に排出されているのです。

コレステロールは健康を害する悪役にされることが多いのですが、適切なタイミングで適切な場所にコレステロールが供給されなければ、脳機能の低下につながってしまう、ということです。

そして、物質の移動は、排泄ということも含めて生体維持に非常に重要であるということがわかります。

アストロサイトの「グリンパティック・システム」で老廃物を除去

ここまで読まれた読者の皆様は、アストロサイトの驚異的ともいえる多彩な働きに驚かれたのではないでしょうか。しかし、実は話はここで終わりません。アストロサイトはもう一つ非常に重要な機能を担っているのです。

それが老廃物の排泄という働きです。そのためにアストロサイトが中心となって作りあげたのが、グリンパティック・システムという脳内の経路です。

脳以外の体内で産生された老廃物はリンパ系に集められて静脈に流れ込み、尿として体外に排出されます。

ところが脳にはリンパ系が存在しないのです。どのようにして老廃物を排出しているか、という点は長年議論の対象でしたが、2012年に米国ロチェスター大学のチームが「グリンパティック・システム」という説を『Science』誌に発表しました。

脳では、冒頭でご紹介した脳脊髄液という無色透明な液体が、くも膜下腔《まくかくう》から血管周囲腔を通って脳深部まで到達しています。アストロサイトの微細な突起が血管を包んでいることはお話ししましたが、この血管とアストロサイトの間に、くも膜下腔（脳脊髄液の通り道、髄液腔ともいいます）が介在しており、脳内の種々の老廃物を排出する経路となっているのです。

その開口部となっているのが、アストロサイトの血管を取り巻く部分に発現しているアクアポリン４（ＡＱＰ４）という物質です。動脈側の血管周囲腔からこのＡＱＰ４を通って脳脊髄液が脳実質に入り込み、老廃物を洗い流して、静脈側の血管周囲腔に排出されます。そして、最終的に頸部リンパ節へつながっていくという経路です。

言ってみれば、物質の流れに関して脳全体がリンパ節のような存在になっているといってもいいでしょう。脳内のアミロイドβなどの異常タンパクや老廃物の排出という、生体の維持のために非常に重要な機能に関して、中心的な役割を演じているのがアストロサイトだったのです。

老廃物の蓄積が、やがて老化を加速させる

さらに、最近の研究によって、このグリンパティック・システムの細胞内への入り口であるアストロサイトのＡＱＰ４タンパクが加齢により変化することが明らかとなりました。

このタンパクは、若年動物では血管周囲に整然と配置されていますが、高齢動物のアストロサイトではバラバラな配置となり、脳脊髄液の脳実質への移動が不十分となってしまうのです。

つまりグリンパティック・システムは加齢によってその働きが低下してしまうということです。アミロイドβも加齢によって細胞間隙からの除去が不十分となり、凝集して大型

化することによってますます除去が困難となり蓄積していくわけです。

こういった老廃物の蓄積は物質の代謝を阻害して、最終的にニューロンの死に結びついていくことになります。

また、このＡＱＰ４タンパクの発現は、夜間睡眠時に活性化することが示されています。これは全てのタンパクに当てはまることですが、ニューロンが活発に働いているときには、グリア細胞もそのサポートで忙しく、タンパク合成に回すエネルギーが足りなくなってしまうからです。

私たちの生活でも、もしも下水管が詰まったり、ごみ出しができなくなったらどんなことになるか？　私たち人間の生活空間はごみで一杯となり、快適な生活などとてもできなくなるのは明らかです。

老廃物を排泄・処理することは生命にとって非常に重要なことなのです。特に成熟した成体にとっては、最も重要な営みといえるでしょう。細胞の活動を支えるタンパクが老廃物に阻害されてうまく働けなくなるからです。

さらに、たまった老廃物は生体内では常に免疫反応の対象となり、その結果として炎症反応から組織破壊が起こり、老化を促進してしまいます。

第4章

オリゴデンドロサイト
ニューロンの命運を握る

脳の中で最も脆弱な細胞オリゴデンドロサイト

アストロサイトがグリア細胞のなかでは、そのエレガントな名称もあって比較的知られた存在であるのに対し、オリゴデンドロサイト（乏突起膠細胞《ぼうとっきこうさいぼう》）はおそらく名前さえ聞いたことがないという人が多いのではないでしょうか。

しかし、その働きはニューロンの活動に決定的に重要であり、またその仕事量の大きさから最も脆弱な細胞であり、本書でお話ししたい最大のポイントでもあります。脳の広範な細胞死、すなわち認知症発症の直接的な引き金になる細胞だからです。

〝乏突起〟というのはアストロサイトとの比較において付けられた名称で、突起の先端部が細かく枝分かれしていないためですが、突起自体は数多く存在しています。そして、この突起を伸ばしてニューロンの神経軸索《じくさく》を何重にも取り囲んでおり、この取り囲んだ状態のことを「ミエリン鞘《しょう》」と呼びます。

このミエリン鞘には、すでにお話しした通りニューロンの電気信号を正確に、かつ迅速に伝える働きがあります。脳が正常に働けるのは、このミエリン鞘の脂質成分が〝絶縁物質〟として働き、脳内の複雑な電気回線がショートするのを防いでいるからなのです。

驚くべきことに、１つのオリゴデンドロサイトは１日に細胞体としての自分の重量の３

倍にもあたる量のミエリン鞘を作り、常に自分の重量の100倍にもあたる量のミエリン鞘を養っているとされています。これは、平均50本の神経軸索にミエリン鞘を供給し、ニューロンを保護するとともに、その電気的活動を支えているということになります。

この膨大な仕事量を行うために、オリゴデンドロサイトは莫大なエネルギーを代謝する必要があり、大量の酸素を消費しています。これは必然的に活性酸素を生み出し、酸化ストレスの原因となってしまいます。

またこの代謝反応を進めるために、大量のミエリン合成酵素などのタンパク質が必要となるため、その品質管理を行う細胞内小器官である小胞体に対する負荷が非常に大きなものとなります。反対にグルタチオンなどの酸化ストレスを低減してくれるスカベンジャーと言われる酵素の合成は低レベルに抑えておくしかありません。

さらに、酵素の働きを助ける鉄イオンが大量に必要となるため、オリゴデンドロサイトは人体の細胞中で最も高濃度の鉄イオンを含む細胞です。

酵素は生体で化学反応を触媒するタンパクのことで、物質の受け渡しに鉄イオンの複雑な電子軌道を利用したものが多いのです。酵素ではありませんが、酸素の受け渡しに鉄を含むヘモグロビンが活躍することは有名ですね。鉄は非常に酸化されやすい元素ですので、活性酸素の影響を強く受けることになります。

莫大なエネルギー代謝と酸化ストレスへの曝露《ばくろ》、そして大量の鉄イオンの存在は、細胞死をもたらすフリーラジカルの産生に好都合であり、オリゴデンドロサイトは、脳に存在する4種類の細胞のうち最も脆弱な細胞なのです。

記憶の獲得からニューロンへの栄養補給まで

ニューロンの電気信号を伝える軸索《じくさく》は電気を伝えない絶縁物質ミエリン鞘でカバーされていることをお話ししました。軸索同士が触れ合って混線しないようにするために必要であるとともに、ミエリン鞘は跳躍伝導《ちょうやくでんどう》という技を使って電気信号の伝わる速度を上げており、高度な脳の機能を支えるために必須のものです。

神経軸索がミエリン鞘で覆われることをミエリン化と言いますが、これが記憶の獲得と定着にも重要な働きをしていることも明らかとなってきました。

実験動物において、オリゴデンドロサイトのミエリン形成を遺伝子操作で欠落させると、運動に関する学習能力が大きく低下することが示されたのです。人間でも、MRIを用いた研究によって、新たな運動機能の獲得には、該当する部位の大脳白質でのミエリン化増強が必須であることが示されました。

このように、記憶の獲得には、シナプス強度の増強とともに、オリゴデンドロサイトによる軸索のしっかりとしたミエリン化が必須となるわけです。

ニューロンが正確に働くためには、その軸索に巻き付いてミエリン鞘を形成し、種々のメンテナンスをしているオリゴデンドロサイトのサポートが必要不可欠なのです。

メンテナンスという点で重要なのが、軸索の栄養補給は大部分がミエリン鞘からの乳酸の供給によってなされている、という点です。活発に電気的な活動をしているニューロンは、タンパクを合成して栄養調達のための代謝回路を回すことが難しいのです。

アストロサイトで作られた栄養物質である乳酸がニューロンに運ばれて重要な栄養源になっていることは既に説明しましたが、アストロサイトがニューロンと接触するのは、シナプスとこのミエリン鞘のつなぎ目だけであるのに対して、オリゴデンドロサイトは軸索の大部分をカバーしており、貢献度はより大きいといえるでしょう。

アストロサイトとオリゴデンドロサイトからのこういった献身的な栄養補給がなければ、ニューロンは生きていくことができません。

ニューロンの電気的活動がオリゴデンドロサイトを活性化させる

一方で、活発に活動しているニューロンにしか軸索のミエリン化が起こらないことも明らかとなっています。

ラットを用いた実験において、成長期のニューロンの活動電位を抑制すると、ミエリン化が抑えられてしまうことが示されました。軸索の電気的活動が、ATPやアデノシンといったエネルギー代謝にかかる分子を発現させ、これがオリゴデンドロサイトの成熟を促進して、軸索のミエリン化を進めることになるのです。運動の訓練を行った実験動物では、運動の制御にかかる脳部位のミエリンを形成するタンパクの発現が増えていることも見いだされました。

つまり、ニューロンの電気的活動がオリゴデンドロサイトを活性化しミエリン形成が促進されるということです。電気的活動の弱いニューロンのミエリン鞘は徐々に痩せていき、その変化は当初は可逆的ですが、やがて不可逆的となり、ニューロンの脱落に結び付いていくことになります。

このように、活発に活動している神経回路ではミエリン鞘が厚くなり、経験による技術の獲得や記憶の定着という点で重要な働きをします。つまり、ミエリン鞘は決して電線のビニールコードのように一度作られたらそのまま維持されるものではなく、神経活動に依存して、オリゴデンドロサイトが膨大なエネルギーを使いながら作られたり吸収されたり、非常にダイナミックに変化しているものなのです。

生物における要不要説はここでも厳格に働いているわけです。試験勉強をするなら、やはり少し時間をかけてミエリン鞘が厚みを増すところまで繰り返すのが理想的ですね。

オリゴデンドロサイトはグリア細胞の約半分を占めている

ニューロン、アストロサイト、オリゴデンドロサイト、これら全てが一種類のおおもとの細胞である神経幹細胞から分化していくのですが（第6章で詳しく説明します）、どれになるかがある程度決定された細胞は前駆細胞と呼ばれます。この段階を経て、それぞれの細胞に成熟していくことになります。

どの組織でも、この組織幹細胞、前駆細胞、それぞれの組織の成熟した細胞という経路は同じですが、脳ではオリゴデンドロサイト前駆細胞ＯＰＣ（oligodendrocyte precursor cell）が非常に多いのが特徴です。

これは、おそらく上記のようなオリゴデンドロサイトにかかる過重ともいえる代謝負荷とそれに伴う脆弱性に対応して、完全ではないもののこれを補充しようという生体の代償機能といえるでしょう。また、グリア細胞の中でオリゴデンドロサイトが最多であり、約半分を占めています。

そして、このＯＰＣの活動は、その細胞環境のグルタミン酸濃度が高いほど抑制されることが知られています。グルタミン酸は大脳皮質で80％を占める神経伝達物質ですので、ニューロンの活動が低下する夜間睡眠時にOPCの活動が活発化するわけです。

この知見は、ミエリン鞘の形成もミエリンから軸索への栄養補給も、いずれも夜間、多くのニューロンが休息しているときに活発となることと一致した所見です。

一方で、OPCにはアセチルコリンに対する受容体が強く発現しており、その生存維持、増殖を促進しています。アセチルコリンも調節系の神経伝達物質ですので、日中覚醒時に強く発現しているため、グルタミン酸と拮抗する形でOPCの増殖を調節しているのです。

またアセチルコリンは睡眠時でもレム睡眠という特殊な浅い睡眠時には分泌されており、グルタミン酸の減少するレム睡眠中はOPCにとって最も活動しやすい時間ということになります。これは、記憶の定着において睡眠、特にレム睡眠が非常に重要であることを理論的に示していると考えられます。

オリゴデンドロサイトの働きがあったから、人類は進歩できた

さて、このミエリン鞘はもう一つ非常に重要な機能を担っています。新たな細胞の遊走や神経軸索の伸長を強く抑制する機能です。

これによって、完成したニューロンネットワークが破壊されたり、むやみに変更されな

いように保護しているのです。脳は再生能力を最低限に抑えていましたね。その主役が、オリゴデンドロサイトが産生する反発性軸索誘導因子《はんぱつせいじくさくゆうどういんし》という分子であり、その名前通り、反発しあう物質の組み合わせで軸索伸長の方向を規定する働きを持っています。これが発現することによって、正常なシナプス結合が形成されるため、胎生期から発達期の脳の健全な成長になくてはならないものとなっています。

近年では、この反発性軸索誘導因子の多くが、神経系のみならず心血管系、骨代謝、がん転移など生理的・病的な環境下で様々な〝細胞のナビゲーション〟を行う「生体形成ガイダンス因子」として極めて重要なタンパクであることが知られるようになりました。

そしてこの反発性軸索誘導因子は、軸索のミエリン化がひとたび完成すれば、今度は新たな軸索伸長と細胞遊走を抑えてネットワークの変更を阻害する働きを担っています。

細胞遊走の阻害がネットワークの維持に貢献する理由は、炎症反応の起こりにくさにつながるからです。炎症反応には多くの場合リンパ球の存在が必要なのですが、脳ではこのリンパ球の遊走がミエリン鞘とＢＢＢによって強く制限されているのです。こういった理由から、脳は「免疫学的寛容《めんえきがくてきかんよう》の場」と呼ばれています。

冒頭でお話ししましたように、脳という組織は過去の膨大な経験から創り上げたニューロンネットワークが変更されてしまうことを極端に嫌う組織なのです。脳には過去の経験や記憶を蓄えておく役割があり、新たな経験や知識で上書きされてしまっては、進歩であるというより過去から学ぶことができなくなってしまうからです。

オリゴデンドロサイトのこの働きがなければ、人類はここまで進歩してこられなかったでしょう。

ニューロン脱落のきっかけとなるオリゴデンドロサイトの死

ここまで見てきましたように、オリゴデンドロサイトはOPCも含めて、ニューロンを保護するために過重なまでの代謝活動を一手に引き受けており、一方で活性酸素などの毒性物質から自身を守るためのスカベンジャーを産生する余裕はなく、環境や代謝の変化で容易に死にやすい細胞です。

つまり、加齢を含めた種々のストレスや、脳虚血《きょけつ》、外傷などの病的状態はオリゴデンドロサイトを真っ先に傷つけることになるのです。ニューロンやアストロサイトに何事もない状況でも、オリゴデンドロサイトだけが傷つき死んでいってしまいます。

つまり、オリゴデンドロサイトはニューロンの活動を支える裏方として献身的に働いており、表に出るような華やかな仕事はないものの、脳にとって非常に重要な細胞であるということがおわかりいただけたかと思います。

そして、先述のようにオリゴデンドロサイトからのサポートが無くなったニューロンは孤立し、徐々に脱落していくことになります。日々の生活における脳の働きで作られる物質（活性酸素）が、一番の重労働に耐えているオリゴデンドロサイトを真っ先に傷つけ、そして最終的にニューロンの脱落に直結していってしまうのです。

また、このニューロン死を加速してしまうのが炎症反応です。

ミエリン鞘は脳への免疫細胞の遊走を阻害していますので、オリゴデンドロサイトの減少によってリンパ球やマクロファージが脳内へ侵入しやすくなり、炎症反応が起こりやすくなるのです。

そして、脳内に浸潤したリンパ球は、死んだミエリン鞘の一部を標的として獲得免疫を発動させてしまいます。炎症が起こった環境下では、ますますオリゴデンドロサイトは死にやすくなり、サポートを失った多くのニューロンが脱落していってしまうのです。

こういった悪循環をなんとか予防したいというのが、本書を書いた私の動機です。

20歳と80歳の健常人を比べるとミエリン化された神経線維の量は45％程度減少するとされており、しかもミエリン化された線維もその厚みが減っているのです。加齢によって、それが正常な加齢でもこのオリゴデンドロサイトにどのような影響を与えるのかを見ていきましょう。

老化は発達の逆をたどる——レトロジェネシス

脳の発生から成長に関して、部位によってその時期が異なっており、最終的にミエリン化の完成がひとまずの成長の区切りとなります。もちろん脳は死ぬまで経験と学習によってシナプス可塑性によって成長していくことも可能ですが、ミエリン化された脳では基本的にニューロンネットワークの改編が困難になるからです。

正常な中枢神経系の発達に際して、脊髄や脳幹は最も早く胎生期に、続いて海馬や扁桃体といった記憶・情動にかかる大脳辺縁系といわれる部位を経て、最終的に大脳白質が最も遅くミエリン化されます。大脳辺縁系では3歳ごろ、大脳では8歳ごろと考えられています。

一方で、加齢によって、種々の原因で死にやすいオリゴデンドロサイトを失っていくと、脱ミエリン化をきっかけとして脳の変性が進んでいってしまうのです。

脱ミエリン化とはとりもなおさず、その部位のオリゴデンドロサイトが選択的に死んでしまうために軸索のミエリン鞘が失われていくということに他なりません。

「レトロジェネシス（Retrogenesis）」という言葉があります。脳の変性・脱落過程が、個体における脳の発生・成長を逆にたどるという意味であり、発生段階において遅くミエリン化された部位から順番に加齢による脱ミエリン化が進んでいくという法則を指す言葉です。

つまり、一番遅くミエリン化された大脳白質が加齢によって真っ先にミエリンが減少し、脱ミエリン化はさらに大脳辺縁系から脳幹に広がっていくことになります。

進化の過程で、後から追加された大脳は、発達の段階でも遅れてミエリン化され成熟していき、加齢によってミエリンが減少するのも早いということです。

加齢による「脱ミエリン化」は前頭前野から起こる

それでは、大脳白質は全て均一に脱ミエリン化が起こるのかといえばそうではありません。人類においては、作業記憶に関わり「思考」を可能にしている前頭前野（前頭葉は運動野と前頭前野からなる）という部分が急速に発達しました。この前頭前野の機能は、「実行機能」、「作業記憶」、「注意機能」、「自己意識」、「自己抑制」などであり、社会生活、集団生活に伴って急速に発達してきたものです。そして、発達においても、大脳の中で最後にミエリン化される部位とされています。

建物においても、増設に次ぐ増設を行ったとなれば、一番もろいのは増設部分、特に最後に増設された部分が危ない、ということになりますよね。

人間の脳も同じことで、増設された前頭前野は、シナプス結合が複雑なため生物学的に最ももろく、不調をきたしやすい部位であるといえるのです。実際に、正常な加齢において最も顕著に萎縮が観察されるのが大脳の中でも前頭前野であることが、多くの臨床研究で明らかにされています。ここでも、前項で説明したレトロジェネシスが働くわけですね。

加齢がもたらすオリゴデンドロサイトの減少と脱ミエリン化は、神経伝達の障害とそれに引き続くニューロンの死をもたらし、脳全体の機能低下である認知症症状をきたします。オリゴデンドロサイトの細胞死が起こり始めると、リンパ球が脳内に侵入しやすくなり、後で述べるマイクログリアの活性化も進行し慢性炎症となり、更なるオリゴデンドロサイトの脱落を惹起《じゃっき》して、これが更なるニューロンの脱落を起こす、といった悪循環が加速度的に進んでいくことになってしまうのです。

MRIを行うと、健常者でも高齢になると、大脳白質の色調の変化が起こり、これは脳の組成変化、つまりオリゴデンドロサイトが大きく減少してニューロン軸索のミエリン鞘にダメージが及んでいることを示しています。

こういったMRIでの白質変性所見は、特に前頭前野に顕著であり、加齢によって起こりやすい実行機能や抑制機能、注意機能の低下が前頭葉の機能低下であることと相関しています。

アルツハイマー病発症の出発点は、オリゴデンドロサイトの減少

オリゴデンドロサイトは最も種々のストレスに弱い細胞であり、成体の中で最も死にやすい細胞の一つであると考えられますが、これが本当にアルツハイマー病など認知症の原因になっているのでしょうか？

コロンビア大学のブリックマン博士らは、アルツハイマー病の患者において、症状発現の最長で20年も前から、MRI画像において大脳白質の高信号域が出現していたと報告しています。それは、同年代の健常人よりも強く出現していました。

このMRI所見の変化は、オリゴデンドロサイトの障害による脱ミエリン化を示しており、レトロジェネシスによって大脳白質が真っ先に障害されてしまった結果であると考えられます。

驚くべきことに、この画像所見は、アルツハイマー病に特徴的とされる脳脊髄液中のアミロイドβ低下やタウタンパクの増加よりも早く出現していたのです。

またアルツハイマー病の動物モデルにおいても同様な結果が得られています。

アルツハイマー病になりやすいマウスでは、通常の加齢変化よりも早く大脳白質の変性

と脱ミエリン化が出現していました。そしてその後に、大脳皮質のアミロイドβ蓄積が起こっていたのです。

さらに、細胞レベルで詳しく観てみると、大脳皮質のオリゴデンドロサイトは大脳白質のものよりも種々のストレスに敏感で、脱落しやすいこともわかっています。

大脳皮質の脱ミエリン化は通常画像ではとらえられないので、アルツハイマー病の患者さんの大脳で最も早期に観察されることは、正常でも加齢に伴って観察される大脳白質のMRIでの色調の変化でもあり、アルツハイマー病は早期に脳の老化が進行する病気であるともいえるわけです。

多くの場合、その出発点は脳の中で最も脆弱な細胞であるオリゴデンドロサイトの減少なのです。

オリゴデンドロサイトが臨界期を作る――脳のネットワークの有限性

言語、音感、トップアスリートとしての運動能力などの獲得に〝○歳の壁〟というものが存在します。これは、ミエリン化が完成して成熟した脳が持つネットワーク変更を避ける性質によります。

ニューロンのネットワークは8～10歳までの間に完成され、それが最も効率の良いネットワークとなります。これは軸索のミエリン化が完成する時期とほぼ重なり、これ以降は上記の理由からネットワークの変更はほとんど起こらないということになります。つまり、この年齢までにその人の運動能力、考え方などを含めた行動様式が決定されているということです。

8歳以降に追加されるニューロンのつながりは、既存のネットワークを〝間借り〟する形で形成されるため、より多くのシナプスを経由して効率が悪くなるとともに、余分なニューロンの接続が〝雑音〟として入りやすくなるのです。テニスやゴルフの世界的トッププレイヤーは例外なく、幼少時からこれらのスポーツに親しんでいますし、大学生になってから英語を始めても決してネイティブ・スピーカーのように話すことはできませんよね。

余談になりますが、講演などでこういった話をさせていただくと、必ず聞かれるのが「それでは、子育てにおいてスポーツ、音楽、外国語などはいつから経験させればいいですか?」という質問です。

これは非常に難しい質問で、答えはまだ誰もわからないでしょう。しかし、脳神経外科医である私が自信を持って言えることは、「脳のネットワークは有限である」ということです。つまり、何かを得れば、必ず何かを失っている、ということ。

それは、目に見えないその人の能力、あるいはまだ十分に解明されていない潜在的な脳機能も関わってきます。ですから、幼少時からいろいろな経験を積んでもらうのはいいことですが、強制的にやらせるとしたら、「それによって何かを失っている可能性がある」と常に警戒心を持っていることが必要です。本当に続けていくかどうかは、本人が興味を持ってくれるか、進んでやりたがるか、といった点で判断するのがいいでしょう。本人が得意とすることを伸ばしてあげることが重要なのです。

特に、外国語に関しては、これがコミュニケーションの道具であるとともに、思考の道具であることに注目しなければいけません。幼少時に、強制的に外国語を学ばせることは、母国語で深く考える力を奪ってしまう可能性があるのです。母国語も外国語も中途半端という悲しい事態もあり得ることを知っておきましょう。しかし、母国語が圧倒的に重要なことを知った上で、幼少時に、外国語の「音」や「リズム」を体感させておくことは有意義なことだと思います。

3歳までに〝喜ぶ神経回路〟の形成を

脳は部位ごとにミエリン化される時期が異なるということを説明しました。臨界期が8歳ころというのは、大脳皮質の話です。脊髄や脳幹は最も早く胎生期に、続いて海馬や扁桃体など大脳辺縁系といわれる部位で3歳ころに完成してしまいます。

つまり、情動にかかる神経回路は3歳には完成するということですから、人生のいろいろな出来事においてどのように喜怒哀楽の感情を心に抱くか、その人の人間としての骨格ができ上がるのです。

特に〝喜ぶ〟機能の回路もこのころ完成しますので、非常に重要です。大脳辺縁系も、一度ミエリン化されたらその回路は一生変更されませんので、この時期に十分に喜んでおかないと、その後の人生で何があっても本当に喜ぶことができません。

何を喜びと感じるか、ということは遺伝学的に決まっている部分もありますが、この時期にどのような体験をしてどのように喜んだか、という点が影響してきます。子供が3歳になるまでは、思いっきりかわいがって甘えさせてあげましょう。喜ばせてあげましょう。我慢をさせるような「しつけ」は、主に前頭前野の働きですので、その後8歳までに考えればいいのです。思いっきり甘えた子供でなければ一生自立はできません。

そして、この時期の「喜び体験」は、周りの人々の中で自分の存在を確認することでもあります。この回路がうまくできていないと、常に自分の存在に自信のない性格となってしまう可能性があります。もちろん喜ぶということは何歳になっても重要なことですが、特に3歳までにたくさんの喜びを与える必要があるのです。

第5章

マイクログリア
脳内環境を整える

マイクログリアは脳の免疫細胞

もう一つのグリアであるマイクログリアという細胞だけが、出身地が他の脳細胞と異なっています。これはマクロファージという骨髄由来の免疫系細胞と同じ起源の細胞であり、胎生期に脳に住み着いたと考えられているのです。いずれも、自然免疫系の細胞ですので、基本的に病原体や異物を感知して貪食し、全身の免疫系細胞に警報を発することが重要な仕事となります。この警報というのは、サイトカインと呼ばれる細胞間情報伝達を担う分泌タンパクであり、周辺の細胞の生理的活性に大きな影響を与えます。

この自然免疫系細胞の重要な働きの一つは、抗原提示という作業を通して、獲得免疫を起動させることにあります。つまり、マイクログリアはマクロファージと同様に主要組織適応抗原Ⅱ型（major histocompatibility complex class Ⅱ：ＭＨＣ-Ⅱ）という分子を発現しており、外来の異物を自分の細胞表面に提示（抗原提示）して獲得免疫を誘導する機能が備わっているのです。これによって、その異物に対するTリンパ球、Bリンパ球などが誘導されて、直接的に細胞障害性を発揮したり、抗体を産生して異物除去に働くわけです。

同時に、この獲得免疫に関連した細胞の一部が免疫記憶として残り、次に同じ異物が侵入した場合に、迅速にこれを除去できるようになります。

このようにマイクログリアは免疫細胞としての重要な役割がある一方、脳に住み着いた骨髄細胞として、脳に特化した働きがあります。脳の機能形成と維持に非常に重要な働きをしていることが明らかとなってきています。どんな働きをしているのでしょうか。

余分なシナプスを〝刈り込む〟ことで、神経回路を最適化する

マイクログリアは、正常時にはそのサイズはアストロサイトやオリゴデンドロサイトに比べて小さめですが、やはり細い突起を周囲にたくさん伸ばしてゆらゆらと動かしていることがわかっています。

常時活動している正常なシナプスには1時間に1回5分間程度接触してなにやら情報の交換をしています。つまり、マイクログリアはシナプスの状態を常にモニターしていて、ニューロンネットワークの形成と維持に重要な働きをしていると考えられているのです。

そして、モニターしてどうするのか。なんと、シナプスの電気的活動が低い場合、そのシナプスを包み込んで丸ごと除去してしまうのです。この働きは、特に生後半年くらいまでに活発で、膨大に作られたニューロンがほぼ手当たり次第にシナプスを作り、そのうち電気的に活発に働いている、つまりきちんと機能しているシナプスだけを残して、活動の

低いシナプスを除去していくのです。つまり「適切な結合をしたシナプスが選択される」ということです。

第2章「グリア細胞が記憶を生み出す」でお話ししたように、頻度は下がるものの、こういったシナプス監視の働きは、その後もほぼ生涯にわたって続き、適切な神経回路を作り出すために働いています。記憶を長期的に安定的なものとするためにも、その経験にかかる余分なシナプスを〝刈り込む〟ことが必要であると考えられており、その作業はグリア細胞の一つであるマイクログリアが担っているのです。

この働きの本質的な部分は、働いていないニューロンを積極的に除去することによって、よく使われるニューロンに余分なバイアスがかかるのを防いでいる点です。

神経回路をシンプルにすることの重要性を示す印象深い研究が、ドイツの研究者から発表されました。人間を対象にMRIを用いて、大脳皮質でのニューロンの樹状突起の密度を計測して、その人のIQ値と比較したのです。

ニューロンがたくさん突起を伸ばして、複雑な回路を作った人のIQが高かったでしょうか？

いえいえ、全くその逆だったのです。IQが高い人の脳では神経回路がシンプルになっており、無駄な接続が少なく効率的に働いている、といえるのです。こういった効率的な神経回路の形成に、マイクログリアも一役買っていると思われます。

もちろんマイクログリアは脳の免疫担当細胞ですから、シナプスに損傷部位があればマイクログリアの突起は素早くそこへ集中し、ニューロンを物理的に保護すると同時に、神経栄養因子などの細胞成長因子を遊離して損傷部位の修復促進に働きます。

損傷がひどくニューロン死に至った場合は、細胞膜のリン脂質成分であるホスファチディルセリンという物質が流出し、これを認識したマイクログリアは細胞体ごと損傷部位に移動し、その死んだニューロンを貪食《どんしょく》・除去するのです。

マイクログリアは、どのように病原体を認識しているのか

マクロファージやマイクログリアなどの免疫細胞はどのようにして病原体を認識しているのでしょうか？　これは、よく考えてみると大変不思議なことです。

じつは、これらの細胞は、病原体が発現している人体には存在しない特殊なタンパクを認識する受容体を使っていることが明らかとなりました。これは「パターン認識受容体」といわれ、1996年にフランスのホフマンがトル様受容体（Toll-like receptor：TLR）がショウジョウバエの真菌感染防御に必須であることを発見し、1998年にはアメリカ

のボイトラーがそこに結合する物質がリポ多糖であることを見出しました。ホフマンとボイトラーはこの発見によって２０１１年にノーベル医学生理学賞を受賞しています。

そして現在では、ＴＬＲの他にいくつかのパターン認識受容体が存在することが明らかとなっています。

ＴＬＲの発見は自然免疫というものの概念を変える画期的なものでした。そして、さらに驚くべきことに、このパターン認識受容体は、細菌などの生体に有害な外来生物のみならず、自分の生体の一部にも反応して常に弱い炎症反応を起こしている、ということも明らかとなったのです。

これを「自然炎症」と呼んでいます。

自分の体の一部でパターン認識受容体に認識される物質を「内在性リガンド」といいます。人間のＤＮＡは大部分がメチル化されているのに対し、病原体のＤＮＡはメチル化されていませんので、この非メチル化ＤＮＡが内在性リガンドとなります。また、染色体における非ヒストン性タンパク質であるHigh mobility group box-1（ＨＭＧＢ１）、熱ショックタンパク質、ヒアルロン酸分解産物などが内在性リガンドとして知られており、いずれも細胞が損傷したときに流出してくる物質です。ヒストンというのはＤＮＡが巻き付いている最も重要なタンパク質ですので、こういった〝非ヒストン性〟という言葉が使われます。つまりHMGB1というタンパクが流れ出しているということはなんらかの細胞が傷つき死んでしまった状態を示しています。

マイクログリアはシナプスの異常を監視していて、程度が軽ければその修復に働き、重い障害や死んでしまったニューロンなどは貪食して除去する方向に働きます。このとき、パターン認識受容体を介した自然炎症が働いており、組織修復と異物除去という表裏一体の機能を使い分けていると考えられるのです。

マイクログリアには2種類ある

異物除去と組織修復、マイクログリアはこれらの機能をどのように使い分けているのでしょうか?

実は、マイクログリアと同じ由来の細胞であるマクロファージにはM1タイプとM2タイプという2つの形質に分類されることが知られており、マイクログリアにも同様の分類が当てはまることがわかってきました。

M1タイプは先ほど示したように、外来の病原体などの他、死んだニューロンや老廃物を貪食・除去するとともに炎症作用を促進します。この貪食作用が脳の恒常性を保つために重要であり、アストロサイトのグリンパティック・システムとともに、凝集した異常タンパクを排除してアミロイドβとなって蓄積するのを予防しています。

実験的にこの貪食作用を抑制すると、アミロイドβの蓄積が促進されアルツハイマー病のリスク因子となることが示されています。

しかし、当然ながら過剰な炎症反応は組織破壊につながる危険な状態です。M1タイプのマイクログリアは非常事態対応であり、その多くはすぐにM2タイプにシフトして炎症反応を抑制し、組織修復に働くように設計されているのです。

むしろ、わかりやすい理解としては、マイクログリアはデフォルトがM2タイプであり、組織内で種々の細胞と共存しているはずが、感染や脳梗塞など何らかの非常事態においてはM1タイプに変身し、炎症反応促進、つまり組織破壊に進んでしまうのだと考えた方がいいでしょう。

人間の脳は100年の寿命を想定して設計されていない

加齢によりニューロンやグリア細胞の死が増加してくれば、マイクログリアは休む間もなくM1タイプに活性化して、これらを貪食・除去しようとします。

アミロイド前駆体タンパクはニューロンの活動に必須のタンパクですが、細胞内に入るとアミロイドβタンパクとなって細胞外へと放出され、それら同士が結合して徐々に大きくなっていきます。大きな結晶となって不溶化したアミロイドβは貪食されても分解されませんので蓄積し、さらなるマイクログリアの死を導いてしまいます。この死んだマイクログリアの残骸がまた新たなマイクログリアの活性化を導き、終わりなき悪循環に陥ってしまうのです。

つまり、若年者の脳ではマイクログリアはM2タイプが中心、細胞死が増加してくる高齢者の脳ではM1タイプが中心となり、高齢者の脳では、常に弱いながら慢性的な炎症反応が持続しているのです。

人類の平均寿命が劇的に延長したために、人類の脳では、初めに設計されたときには想定もしなかったオリゴデンドロサイトを中心とした大量の細胞死に直面し、想定以上のマイクログリアのM1活性化が起こり、加速度的にニューロンを失っていく、という構図が見えてきます。

人間の脳は100年近い寿命を想定して設計されていないのです。

しかし、当然ながらある年齢になったら、全てのマイクログリアが〝ぱたん〟とM2からM1に変わる、ということではありません。全体の中で、少しずつM1タイプの比率が増えていき、また、一つの細胞の中でもM2の性質が少しずつM1の性質を帯びてくる、といった中間型のハイブリッド的な細胞が増えてくる、という変化であると考えられます。

こういった研究が難しいのは、細胞の性質や運命というものは、その存在する環境の中でこそ発現するもので、環境との相互作用なくして細胞は語れない、という点にあります。これもまた、人間に似ているともいえるでしょう。

アストロサイトとともに死細胞を除去する

死んだ細胞や老廃物を処理することは、脳の働きを正常に保つために非常に重要です。死んだ細胞から流れ出るHMGB1や熱ショックタンパク非メチル化DNA、といった内在性リガンドが、パターン認識受容体を介してマイクログリアを活性化して慢性的な自然炎症を促進してしまうからです。

また、老廃物の蓄積も慢性炎症を惹起《じゃっき》するとともに、新たな細胞やタンパクの定着を阻害します。古い建物を壊したら、その瓦礫《がれき》を取り除かなければ、新しい建物をつくることはできません。また、人がたくさん暮らす都市部において、ごみ処理と下水道の整備が非常に重要であるのと同様、脳においても死細胞や、壊れたり異常となったタンパクを適切に処理・排泄することが必要となります。

こういった役割を担うのが、アストロサイトのグリンパティック・システムと脳の免疫細胞であるマイクログリアなのです。

アミロイドβやタウタンパクのように変性したタンパクや凝集したタンパクになると、正常なニューロンの機能を損なうとともに、マイクログリアに取り込まれてインターロイキン1βなどの炎症促進性のサイトカインを分泌させて自然炎症の引き金となり、組織の恒常性維持を脅かす危険な存在となってしまいます。

異常な神経新生を抑えるのはマイクログリアの仕事

ここまで示してきたマイクログリアの機能は、マクロファージという全身に分布する骨髄系細胞と類似していて、異物の除去という免疫細胞としての働きでした。

脳に特化した免疫細胞であるマイクログリアには、それ以外に脳の機能を最大限引き出すための働きがあることが明らかとなってきています。

マイクログリアの重要な機能を示唆する研究が九州大学のMatsudaらによって報告されています。

マウスにカイニン酸という物質を注射して、てんかんという病気を誘発します。てんかんというのは、典型的には神経の過剰な電気的活動の突発によって、四肢がけいれんし意識を失う、という病気です。

この際に、その電気的刺激によって海馬における神経新生が増加するのですが、この神経新生はマウスの認知機能の低下をもたらしてしまいました。急激に起こる過剰な神経新生は、ニューロンのネットワークを乱し認知機能の低下につながると考えられます。

一方で、マイクログリアのパターン認識受容体（その中でもＴＬＲ-９と呼ばれる種類）を機能しないように操作しておくと、この神経新生はさらに増加し、認知機能低下がさらに悪化したのです。

つまり、マイクログリアが過剰な神経新生を抑えて、脳機能を正常に保つために重要な働きをしている可能性が浮上したのです。

それでは、マイクログリアは、何をもって「過剰な神経新生」と判断しているのでしょうか？

マイクログリアやマクロファージは自分の生体の一部にも反応して常に弱い炎症反応、すなわち自然炎症を起こしていましたね。今回のMatsudaらの実験において、マイクログリアで機能していたＴＬＲ-９は、非メチル化ＤＮＡを認識するパターン認識受容体です。ＤＮＡはメチル化されることによりロックがかかり、使われなくなるのですが、人間の細胞では多くの部分がメチル化されて使われなくなっています。一方、細菌やウイルスのＤＮＡはメチル化を受けていないことが多く、前にも説明した通り、それをターゲットにしたパターン認識受容体が装備されたと考えられます。

ところが人間のＤＮＡでも、幹細胞など未分化な細胞ではＤＮＡがメチル化されておらず、これらが大量に細胞死に陥った場合にこの受容体が働くことになるのです。つまり、てんかん発作後の過剰な神経新生においてマイクログリアが働くのは、異常なニューロンを標的にしているというよりも、非メチル化ＤＮＡを多く含む神経幹細胞が大量に死んだために、これをターゲットにしていると考えられるのです。

もちろん、幹細胞が生きている状態で標的となることはありませんが、てんかん発作後や、脳梗塞、脳挫傷といった病的な状態での神経新生では、非常事態ですから、多くの神経幹細胞が動員されます。

しかし、適切なシナプスを作れずに、その大部分が死んでしまうのです。この死んだ神経幹細胞由来の非メチル化ＤＮＡに反応したマイクログリアがＭ１タイプとなって活性化し、新生ニューロンを除去する方向で働いていると考えられます。

マイクログリアがないと、神経新生が起こりにくい理由

一方で、マイクログリアの存在がなければ正常な神経新生が起こらないことも確認されています。海馬の神経幹細胞の近くには必ずマイクログリアがいて、その生存に必須な幹

細胞ニッチといわれる特別な環境を作り出しているのです。マイクログリアの産生するサイトカインなどの生理活性物質が、幹細胞としての性質を維持するために必要となるからです。

そして、海馬における神経新生は学習や記憶に関連することが示されていますが、マイクログリアを機能しないように操作された動物ではこの正常な神経新生が抑制されることが動物実験で示されました。つまりマイクログリアが無い状態では学習や記憶に関連する神経新生が起こりにくく、その結果、認知機能に悪影響が出る、ということです。

これは、なぜでしょうか？

もともと、マイクログリアに依存していた神経幹細胞の数が減ってしまうことが1つ目の理由です。

もう一つの理由は、マイクログリアが働かなければ、海馬に新生ニューロンが生まれるスペースが確保できないからです。海馬における新生ニューロンはその大半が1日から4日で細胞死に至るとされており、その機序としてマイクログリアが関与していると推察されています。

つまり、新生ニューロンが作ったシナプスのうち、電気的な活動の弱い、活動性の低いシナプスは細胞死に至る前からマイクログリアによって貪食され、新生ニューロンが除去されてしまうのです。この働きによって、新たな新生ニューロンが生成されるスペースが確保されて、新たな記憶の生成が促進されることになります。

新生ニューロンが、海馬において適切な神経回路に組み込まれなければ、ただスペースを取るだけの〝邪魔者〟になってしまいますし、ましてや既存の神経回路に不適切に組み込まれてしまえば認知機能を損なうことになります。

ここまで何度も示してきたように、脳は非常に保守的な臓器であり、そのネットワーク変更につながりかねない生命現象、たとえそれが神経新生という一見脳のためにプラスとなりそうな現象でも、手放しで歓迎するのではなく、慎重に対処するような機構が備わっているのでしょう。

第6章

神経幹細胞
グリア細胞・ニューロンに分化する

「ニューロンは再生しない」が長年の定説だった

神経幹細胞はニューロンやグリア細胞に分化していくおおもとの細胞です。

一般に幹細胞というのは、自己複製能と多分化能をもった未分化な細胞と定義され、分裂して自分と同じ細胞を作ることができるとともに、自分とは異なるより成熟した細胞に分化することも可能な細胞です。

私たちの体のいろいろな臓器では、毎日一定の古くなった細胞が死んでいきますが、その臓器特有の幹細胞が分化して新たな成熟細胞として置き換わっていきます。臓器に何か障害が加わった場合は、より活発に新生細胞が生まれていくのです。

一方で、脳においてはどうでしょうか？　神経解剖学の巨人であるカハールは、ゴルジ染色法というニューロンを正確に染め出す手法を使った研究を重ね、ニューロンという概念を確立し、1906年にノーベル医学生理学賞を受賞しました。

彼は「ニューロンは再生しない」と述べ、これが長い間神経科学の世界の定説となったのです。「いったん発達が終われば、軸索や樹状突起の成長と再生の泉は涸《か》れてしまって、もとには戻らない。成熟した脳では、神経回路は固定されていて変更不能である」と。

人間の海馬のニューロンは、約3分の1が入れ替わる

しかし、1960年代に入り、ラットやマウスなどの実験動物の脳でも神経幹細胞が存在することが示されるようになり、海馬と脳室下帯（脳深部にある脳室という空間を裏打ちする細胞群）で新生ニューロンが確認されたのです。しかも、これらのげっ歯類と言われる小動物では、脳室下帯で作られた新生ニューロンが嗅球《きゅうきゅう》というにおいに関するニューロンが集まった場所まで遊走していることもわかりました。

そして1998年になると、人の脳でも、海馬と脳室下帯に神経幹細胞が存在し、神経新生が起こっていることが示されています。

スウェーデンのカロリンスカ研究所のスパルディングらは、炭素14（^{14}C）測定という方法で人間の脳における新生ニューロンの数を検討しました。

部分的核実験禁止条約が締結された1963年までの冷戦期に行われた核実験によって、この^{14}Cが大量に大気中に放出されました。これを測定することで人体組織の細胞分裂からの時間を測定することが可能となります。

この研究では、人間の海馬のニューロンは約3分の1が入れ替わっており、1日に700個の新生ニューロンが誕生していることが示されています。

この数が多いのか少ないのかは判断が難しいところですが、先ほどのげっ歯類と比べるとわかりやすいかもしれません。これらの小動物では、海馬のニューロンのうち入れ替わっているのは10%にとどまるのです。

少なくとも海馬では、人間の方がげっ歯類よりも活発な神経新生が起こっている、ということです。

これは、人間が複雑な社会を形成し、その中で学習し思考しながら成長していく生き物である、ということを示しているように思います。

大脳皮質で新生ニューロンが見つからない理由

さて、それではカハールは間違っていたのでしょうか?

前記のような、海馬での神経新生が存在するのは紛れもない事実ですし、その数もマウスやラットよりも多いのです。そして、この神経幹細胞が帯状回でも少数ながら確認され、一部の新生ニューロンは海馬から帯状回を通って、大脳領域にも遊走している可能性が指摘されました。かなり大御所カハールの分《ぶ》が悪くなってしまいましたね。

しかし、大脳まで遊走できる新生ニューロンは圧倒的に数が少ないのです。海馬での神経新生はある程度あるものの、海馬を離れて遊走して行く幹細胞は本当に数えるほどに減少してしまいます。実際に、先ほどのスパルディングらの研究でも、大脳皮質では新生ニューロンは全く観察されませんでした。

そもそも、げっ歯類で確認されている脳室下帯から嗅球に至る新生ニューロンの遊走ルートも、人間においてはこれまでに多くの研究者がトライしたものの、その存在が示されていません。

つまり脳では限られた部位で神経新生が起こってはいますが、哺乳類はそれを遊走させない構造を進化させており、特に人間では強力に新生ニューロンの遊走を抑え込んでいるということなのです。オリゴデンドロサイトの作るミエリンが強力に軸索伸長と細胞遊走を抑え込んでいましたね。その結果として、人間の脳の大部分では新生ニューロンは遊走できません。

脳のニューロンネットワークが再生されないという点から「カハールは正しかった」というのが正解である、と私は考えています。海馬や脳室下帯での神経新生は例外なのです。脳において大多数を占める大脳皮質のニューロンを置き換えるような神経新生は起こっていないというべきでしょう。少数の例外をもって、その事実の全体を否定してしまうのは、総合的に見れば正しくありません。

哺乳類は進化の過程で神経新生と大脳を隔絶させた

哺乳類で神経新生が観察されるのは、海馬と脳室下帯に限られます。

一方で、爬虫類や鳥類では成体になっても脳の広範な部位に神経新生が確認できます。つまり、哺乳類の脳の中でも比較的進化的に古い部分には爬虫類や鳥類と同様に神経新生が存在し、新しく増設された大脳皮質では、神経新生を捨て去ったという考え方が正しいでしょう。

進化的に新しく増設された大脳皮質は、神経新生から隔絶されているのです。

その理由は、哺乳類、特に人類がもつ高度に発達した大脳皮質には、新生ニューロンはトータルに見て生存に不利に働くということなのです。それは、幼少期に経験と学習によって獲得した、その人の根幹となるような神経機能や記憶を失わないために重要です。

つまり、脳においては失われていくニューロンを神経新生で補うことがもともと進化的にできない構造になっている、という前提に立って、むしろ失われるニューロンを極力最小限にしていく、という発想が認知症対策としては重要です。

一方で、海馬での神経新生そのものは記憶の獲得と定着に重要であることはすでに説明した通りです。

実際に、実験動物を使った嗅球での神経新生レベルとにおいの識別は相関することが複数の研究室から報告されています。哺乳類でも、海馬での新生ニューロンの遊走とシナプスによる既存の回路への結合が記憶の獲得に重要であることが示されています。

つまり、短い距離の新生ニューロンの遊走は哺乳類の脳でも許容されているということです。

そして、海馬内でも、新生ニューロンが神経回路内に定着できるかどうかは、そのニューロンの電気的な活動に依存しており、既存のニューロンとの安定したシナプス形成が必須となります。

使われないニューロンは容赦なく淘汰《とうた》されていくのです。記憶の定着には不断の電気信号の流れが必須であり、「繰り返す」ことこそが記憶の定着につながるわけです。

マイクログリアが神経幹細胞の運命を決定する

前章で「マイクログリアは海馬での異常な神経新生を抑えている」ということを説明しました。神経新生というのは神経幹細胞が分化を始めたことを示し、ニューロンとアストロサイト、オリゴデンドロサイトのいずれかに分化していくわけです。こういった多くの種類の細胞に分化していける幹細胞の性質を維持するためには、骨髄由来細胞であるマイクログリアの産生する種々のサイトカインが必要になります。

未分化で多能性を持った幹細胞形質を維持するために特に重要なのが、TGF-β（transforming growth factor-β＝形質転換増殖因子）やVEGF（vascular endothelial growth factor＝血管内皮増殖因子）といった生理活性物質です。

一方で、神経幹細胞が新生ニューロンとして分化していくためにも、マイクログリアの産生する生理活性物質の種類とバランスの変化が必要となるのです。そのまま未分化な細胞でいるのか、分化していくのか、の運命を決定しているのがマイクログリアの分泌するこれらの生理活性物質だったのです。

そして、分化していくのであれば、ニューロンに分化するのか、アストロサイトに分化するのか、あるいはオリゴデンドロサイトに分化するのか、に関してもマイクログリアが関係しており、それぞれに特異的な分子が複数同定されています。

M1タイプのマイクログリアはアストロサイトへの分化を促進します。一方でTNF-αやインターロイキン1といった炎症性サイトカインを分泌しますので、新生ニューロンを除去する方向に働きます。

M2タイプのマイクログリアはニューロンへの分化を促進する物質を産生することが知

られています。

私の研究分野である脳腫瘍の世界でも、一般の「がん幹細胞」にあたる「グリオーマ幹細胞」というものが存在し、最も未分化な腫瘍細胞で、治療抵抗性も高いため腫瘍再発の原因となります。このグリオーマ幹細胞は脳のどこでも生存できるわけではなく、マイクログリアやマクロファージ、あるいは血管内皮細胞といった骨髄系細胞・間葉系細胞の近くで、先ほどのTGF-βやVEGFといった生理活性物質を受け取りながら、幹細胞形質を維持しながら生存しているのです。

つまり、脳の機能維持のために必要な神経幹細胞も、脳腫瘍の治療抵抗性の原因となるグリオーマ幹細胞も、ともにマイクログリアに依存して生きているということになります。このグリオーマ幹細胞をいかにしてたたくかが脳腫瘍と戦う私の最も重要なテーマですが、このマイクログリア依存性ということが一つのヒントになるかもしれません。しかし、正常な脳機能を維持しながらこれを実現するのは容易ではありません。

アルツハイマー病の謎を解く新たな視点

2019年にスペインのオチョア分子生物学研究所から、『多くの新しい神経細胞が健常成人の海馬で生成されているが、アルツハイマー病では急激にこの生成が低下する』というタイトルの論文が発表されました。神経新生のマーカーとしてdoublecortin（DCX）という分子を用いることが世界的に確立していますが、このDCXを用いて剖検脳《ぼうけんのう》を検索すると、43歳から87歳の間で全て神経新生が確認されました。

ところが、アルツハイマー病の患者の場合は、このDCX陽性細胞の数が著明に低下していることが明らかとなったのです。

つまり、認知症の代表であるアルツハイマー病は、成熟したニューロンの変性・脱落として捉えられてきましたが、「海馬での神経新生の異常」という新たな視点が出てきたわけです。これはおそらく、どちらも関係していて、神経幹細胞の老化も成熟ニューロンと同じように起こっており、アルツハイマー病ではそれが加速しているのだと考えられます。

つまり、他の臓器と異なり、脳では細胞の遊走が最小限に抑えられているため、もともと失われていくニューロンを幹細胞によって補うのが難しいわけですが、そのうえその神経幹細胞自体も変性していて十分な働きができないとすればどうなるでしょう。

神経幹細胞の老化によって海馬での神経新生が減少すれば、記憶の獲得は困難になります。また、神経新生の減少は大脳皮質でのニューロンネットワークに対する刺激が減少して、脳全体でのニューロンの脱落するスピードは通常の加齢以上に速くなってしまうでしょう。

第7章

集中系と分散系

脳の2つのネットワークを上手に使いこなす

ニューロンとグリア細胞が作る高度なネットワーク

　ここまで述べてきたように、脳という舞台には、それぞれ役割の異なる4人の登場人物がいます。そしてこの脳という舞台の特徴は、必ずこの4人が同時に登場する、という点にあります。ニューロンの結びつき方だけで脳の働きが決まるわけではありません。ニューロンに加えて、アストロサイト、オリゴデンドロサイト、マイクログリアの4人の役者が複雑に組み合わされた高度なネットワーク構造こそが脳の働き方を決めているのです。

　オリゴデンドロサイトは突起を伸ばして、活動している軸索を全てカバーして電気信号を迅速に伝えていますし、マイクログリアはシナプスの働きを常にモニターしてその消長のカギを握っています。そして、なによりアストロサイトの極端に細かな突起はシナプスを形成するとともに、合胞体を形成し、自らも興奮して広範囲のニューロンを同時に働かせているのです。こういったネットワークは全て共同で働くことによって、脳の高度な働きをもたらします。

　一方で、ニューロン同士の結びつき方が非常に重要であることは言うまでもありません。ニューロンは、局所の同じ機能部位の中で近隣の多くのニューロンと短い軸索でつながっているのですが、少数ながら遠く離れた部位間を結びつける非常に長い軸索も存在しています。

これらは白質線維とも呼ばれ、脳を全体として協調的に働かせるために重要な役割を演じています。

大脳皮質にはそれぞれの部位に特定の機能がありますし、記憶は大脳の様々な部位に保存されています。これら局所での結びつきを構築したうえで、その局所同士を長い白質線維で有効に連携させることが高度な認知機能に必須となるのです。

こうしたニューロンネットワークは私たちの脳が機能する基本骨格であり、8歳ごろまでに完成してその後は変更されないことを説明しました。

自分と同じ経験をする人はこの世に存在しないでしょうし、仮に同じ経験をするにしても、それを受け止めるそのときの脳の状態によって、あるいはその経験をする順番によって、違うネットワーク形成をもたらします。

こうして一度成熟したニューロンネットワークは変更されませんが、グリア細胞の関わり方は日々更新されていると言ってもいいでしょう。

グリア細胞の関与によってシナプス強度やミエリン鞘の厚さが変化して、その結果ニューロン同士の結びつきの強さは刻々と変化していくのです。

ニューロンとグリア細胞を巻き込んだ複雑なネットワーク、それを構成する4つの細胞がそれぞれ違う速度で変化していくダイナミズム、これらは決して再生・再現することが不可能であることが理解できるでしょう。

人間の社会と脳の働きには、共通点がある

歴史的に見ると、局所的な脳損傷によって引き起こされる様々な症状を分析して、そこから脳の機能を知ろうとする臨床神経心理学という分野から、脳機能の局在論が発展してきました。この場所が壊れて、この症状が出たから、その場所と機能が結びつく、という考え方ですね。

手足を動かす中枢である一次運動野《や》、四肢体幹の感覚の中枢である一次感覚野《や》、そして物を見る中枢である一次視覚野《や》の3つは、この手法で見事に解析され、領域と機能の一対一対応が確認できます。

同様なアプローチで、前頭葉外側下部にあるブローカ野《や》、上部側頭葉にあるウェルニッケ野《や》は、それぞれ発話と言語理解の中枢とされてきました。

ところが、覚醒下手術といって、腫瘍の摘出術において脳を露出させた後に患者さんを覚醒させて、脳のいろいろな部位を刺激して脳機能との対応を調べる「マッピング」とい

う手法を行うと、これら古典的言語領域の刺激で、特定の言語障害が発生することはむしろ稀《まれ》であることがわかってきました。しゃべりにくさや言葉の言い間違い、といった軽度の失語症状が出現することがあるという程度なのです。また、こういった軽度の失語症状を呈することがあって、治療上の必要性からその部分を切除しても、術後は全く失語症状がなかったり、一過性であったりということが経験されます。

もちろん、脳腫瘍などの病変があってこういった手術を行いますので、完全に正常な人の脳でどうかということはわかりませんが、脳が機能する様式に大きな差はないはずですので、脳の特定の部位が言語機能のような複雑な脳機能を単独で司《つかさど》っていることは稀であると予想されます。

一方で、複数の皮質領域を結ぶ白質線維を刺激したり、損傷したりすると、はっきりとした失語症状が出現するのです。覚醒下手術においても、特定の大脳白質の軸索線維を刺激して抑制した場合に、それに応じた言語機能の低下が観察されます。白質線維は当然ながら複数の皮質領域を結びつけているわけですから、脳機能の発現には、ネットワークこそが決定的に重要である、と実感する瞬間です。

ここからわかることは、脳領域と機能の間に一対一の関係は少なく、多くの場合「多対多」の関係になっている、ということです。言語機能などの複雑な認知機能を発揮するためには、脳の多くの領域の共同作業が必要になるのです。逆に、ある領域が、複数のネットワークのメンバーとなっている可能性が高く、同じ部位でも違う機能に関係するときは違う働き方をしていると考えられるのです。

「全ては他の領域との関係性で決まる」と言ってもいいでしょう。

なにか人間社会と似た構図ですね。多くの人が複数の社会や集団の一員になっていることが多いと思いますし、どの社会の一員として行動するかで全く違った働き方をしているはずです。脳も同じで、どのような皮質領域と一緒に働くかが決定的に重要になってくるのです。

最新のＭＲＩ技術で、脳の働きがここまでわかってきた

脳の中での線維連絡は複雑ですが、軸索の長さで分類すれば同じ皮質内で終わる短いものから、広範な領域に及ぶ長い軸索でつながれた回路までいろいろな種類があります。当然ながら短い線維は細く、その存在を確認するのも困難なくらいであり、一方、長い線維は太くなり、明らかな神経回路として確認することができます。

１９３０年代にクリングラーによって開発された白質線維のマイクロダイセクション（顕微解剖）という手法により、剖検脳《ぼうけんのう》を使って、人間においても実際に長い白質線維が

複数存在することが確認されています。

人間での白質線維ネットワークの研究が進んだのは、ＭＲＩ技術の発達によって、拡散テンソル画像（diffusion tensor imaging）が普及したことが大きく寄与しました。これによって生きた人の脳内の線維連絡が、高い精度で確認できるようになったのです。これは革命的な技術といえるでしょう。

一方で、短い線維は細く、拡散テンソル画像を使ってもその存在確認すら容易ではないため、この技術により人の脳の全ての神経回路が簡単にわかるということではありません。

そのために、ある脳機能が行われているときに活性化している脳領域の血流の増加を確認して、機能面から線維連絡を推測するという手法も重要になってきます。つまり、同時に血流が増加し活性化している部位同士は線維連絡があると考えられるわけです。

ここでも活躍したのはＭＲＩ技術であり、ファンクショナルＭＲＩ（ｆＭＲＩ＝機能的磁気共鳴画像法）という方法によって、何かをしているときに脳で活性化している部位はどこか、という問いに答えられるようになったのです。脳の活性化というのは血流の増加と密接に関連しており、ＭＲＩの高性能化に伴い血流変化がかなり正確に測定できるようになったことが貢献しています。

これらの手法により、脳の高度な認知機能は個々の脳領域の独立した働きでなく、いくつかの別の脳領域同士が機能的に接続されることによって実現することが示されたのです。

課題をこなすときに活性化する脳領域——集中系ネットワーク

四肢を動かす、物の名前を答える、何かを見つめる、など様々な課題を被検者に与えて、脳のどの部位が活性化するかという点が調べられました。その結果、古典的な脳機能地図、例えば感覚野、運動野、視覚野、聴覚野などの活性化が確認できています。

一方で、先ほど示したように、言語機能のように高度な認知機能を伴う活動においては、脳の局所機能とともに白質線維によってつながれたネットワークが重要になります。実際に、会話をする、などの高度な言語機能を要する場面では、ｆＭＲＩによって複数の脳領域が活性化していることが確認されました。

こういった脳の広い範囲を長い軸索によって結びつけるネットワークは、「大規模ネットワーク」と呼ばれています。

人間の行動や思考で、種々の記憶や複雑な認知機能を必要としないものは、四肢の単純な動作を繰り返す、などを除けば非常に稀です。多くの場合、複数の記憶、複数の認知機能が組み合わされて、行動や思考として現れてきます。

ですから、個々の局所機能ももちろん重要ですが、それら同士を連結する連絡網をいかに構築するか、という点も大変重要になってくるわけです。

実際の剖検脳を用いたマイクロダイセクションによる確認も行われ、複数の部位が実際に長い軸索線維で結びついており、大規模なネットワークを形成していることが示されました。これまでに見出された大規模ネットワークの多くが、種々の認知機能の組み合わせであり、何か目的を持って意識を集中させて作業するときに必要な「集中系」と呼ぶことにしましょう。

「集中系」の代表としては、前頭頭頂葉外側皮質《がいそくひしつ》を中心とした中央実行系ネットワーク（CEN）と呼ばれる神経回路があり、集中して何か目的を持った活動をしているときに活性化することが示されています。

休息時に活性化する脳領域――分散系ネットワーク

しかし、驚くべきことに、これら大規模ネットワークの中で最大のものは、種々の目的を持った活動時には抑制されるネットワークだったのです。この結果をもとに、何もしていない安静状態でこれらの領域が活性化するかどうかが調べられました。

大きな領域ですので、すぐに顕著な研究結果が出ると予想されましたが、これが当初は困難な作業でした。なぜなら、このネットワークが非常に広範なものだったので、ある一点に絞って血流変化をみても、周囲に比べて顕著な増大とはならず、いわば〝検査の雑音〟の中に沈んでしまっていたのです。

しかし、これもMRI技術の進歩によって解決されました。前頭前野腹内側部《ふくないそくぶ》と頭頂葉楔前部《けつぜんぶ》という遠く離れた部位同士の血流変化が完全に一致したのです。これは、この両者に線維連絡があって、機能的に結びついていることを示しています。

集中系が働いているときに抑制され、何もしていない休息状態で活性化している領域はデフォルトモード・ネットワーク（DMN）と名づけられました。「集中系」に対して「非集中系」とも呼べる働き方をする領域です。

つまり、集中して課題に取り組んでいるときに抑制されている領域（前頭前野腹内側部、帯状回後部、頭頂葉楔前部、下頭頂小葉）が機能的に結びついて、大きなネットワークを形成しているということです。

この〝何もしていない状態〟というのは、睡眠時を指しているのではなく、「海を眺めながらぼーっとしている」というような、覚醒はしていても何か目的を持った活動はしていない状態を指しています。

覚醒して課題をこなしているときに活性化していなくても、実は脳から見れば何もしていないのではなく、脳にとって何か重要な機能を行っているのでしょう。それは、おそらく無意識の領域にあると考えられます。

脳の広範囲な領域を結び、そのうちのどこかが集中的に働くわけではない、という意味合いから「集中系」に対応して「分散系」と呼ぶことにします。

この分散系は、私たちが意識していなくても、無意識の中で膨大な仕事をしています。脳は重量からすれば体の2％程度を占めるにすぎませんが、エネルギーは20％を消費しています。そして、意外なことに何か目的を持った活動をしても、エネルギー消費の上昇はわずか5％以下とされているのです。

つまり、脳は意識的には何もしていないときでもかなりのエネルギーを使っており、その量は何か仕事に集中しているときと同じくらい大きいということです。

このＤＭＮを中心とした分散系の機能は、無意識の領域であるため、研究が難しく、現時点でその全てが把握されているわけではありませんが、意識的に働く脳領域を下支えしているのではないか、と考えられます。

分散系は、記憶の整理と再編を担う

それでは、無意識の中で働いている分散系は具体的にどんな役割を担っているのでしょう。無意識の中で、脳の機能を統合・調整しているため、脳の存在そのものにかかわる根本的な役割があると想像できます。その働きを知るための一つのヒントが、記憶という脳の機能にありそうです。

一般的に記憶の中枢は、海馬を中心とした側頭葉内側部にあると考えられ、大脳と相互作用することによって長期の安定した記憶が形成されていましたね。

つまり、海馬は単体として機能しているのではなく、情動の中枢である扁桃体の他、大脳辺縁系に含まれる脳弓《のうきゅう》および帯状束《たいじょうそく》という大脳の内側をぐるりと回る神経線維束を介して大脳全体と相互作用しているのです。

そして、海馬における神経新生が記憶の生成に重要な役割を演じていることも説明してきました。この新生ニューロンが海馬と大脳皮質を結ぶ帯状束(帯状回を通る神経線維束)を中心とした既存の神経回路を刺激することによって、大脳皮質のシナプス強度を高め、これが長期記憶につながっていくのです。

海馬での新生ニューロンの一部は、ほんの少数ですが海馬傍回《ぼうかい》を介して帯状回へと遊走しており、実際に後部帯状回では常に少数ながら新生ニューロンが確認されることも近年報告されました。

通常、大脳皮質では新生ニューロンを確認することは困難であり、この帯状回の新生ニューロンの数が実験動物の学習機能と相関することも示されています。帯状回で新生ニューロンが比較的多く確認される場合は、海馬での神経新生が活発であると推測され、この帯状束の働きが大脳皮質での記憶の定着に関係していると考えられるのです。

この帯状束こそ、ＤＭＮの主たる構成要素であり、大脳の広範な領域を結びつける「分散系」の主役を演じています。

記憶はいろいろな部位の大脳皮質に保存されていますので、これらを有効に結びつけることができれば、様々な知覚で体験している現在と過去の記憶を統合することができます。分散系は、脳の中の非常に広い範囲に及んだネットワークであり、大脳皮質の広範な領域に収められた長期記憶を取り出すときに、真っ先に活性化するのです。

また、分散系は自分が経験したことを、過去に築き上げた自分の記憶・歴史の中に矛盾なく組み込んで、自己意識を確立していく機能と関係があると考えられています。

「何もしないこと」こそが新しい発想を生む

そして、特に強調しておきたい2つ目の点として、複数の部位が同時に活性化することで生まれる創造性があります。創造性とは、過去の経験や記憶を組み合わせることによって新たな感覚や概念を生み出すことです。何かに集中して作業を行うことは優れた生産性をもたらしますが、思わぬ独創的なアイデアが生まれるのは、ぼーっとして、少なくとも表向きは何も考えていないとき、という経験は皆さんにもあるのではないでしょうか。

何かを突き詰めて考えていくと、考えても、考えても先に進まない、壁に当たってしまうときが少なからずあると思います。そういったときに一旦その課題から離れ、力を抜いて非集中の時間を作るのです。分散系を活性化させるのです。すると、朝目覚めたとき、お風呂に入っているときなど全く思いがけない瞬間にひらめくことがあります。

つまり、何かを集中して行っているときは、それ以外の部位が抑制されており視野が狭い状態になっていますが、特に何もしていないときには分散系によって脳の広範な部位が活性化する余地が生まれるということです。その結果、思わぬ記憶・情報同士が結びついて新たなものの見方や新たな発想が生まれてくる可能性が高まるのです。

もう一つ、想像力も集中系が働くだけでは生まれてきません。想像力とは、過去の経験や記憶を組み合わせることによって実際には見たり聞いたりしていないものについて考える力であり、DMNなどの分散系が働くことによって得られる脳の機能なのです。

大規模ネットワークによる創造性、あるいは想像力が生まれる余地がある、という点は脳の持つ重要な特徴ともいえます。コンピュータの検索機能とは違って、どの記憶とどの記憶が結びつくかわからないことが想像力・創造性につながるという特徴があるのです。

「寝ること＝脳を休めること」ではない

分散系は休息状態で活性化しているわけですが、それでは睡眠との関係はどうでしょうか。睡眠も休息の一形態ととらえられますので、やはり活性化しているのでしょうか？

睡眠に関しては後ほど詳しく解説しますが、まずここでは、睡眠時間全体の20％くらいを占めるレム睡眠とそれ以外のノンレム睡眠に分けられることを知っておいてください。

レム睡眠というのは、体は寝ているけれど脳は覚醒状態に近い睡眠です。

ノンレム睡眠は眠りの深さという点では4段階に分けられています。

そして、人間の脳では、睡眠時でも覚醒時の2分の1程度のエネルギーは消費しているため、DMNはある程度働いていると考えられています。

そして驚くべきことに、DMNはレム睡眠において強く活性化しており、通常の覚醒時よりもエネルギー消費が大きいのです。そして、多くの実験動物において、麻酔をかけているときにも活性化されており、同様の現象は人間でも確認されています。

つまり、DMNなどの分散系は深いノンレム睡眠では活動が低下しますが、全体としてみれば睡眠時でも抑制されることはない、といえるのです。

分散系は外部環境からの刺激に反応して活動しているわけではなく、完全に脳の内的な活動として存在しているのです。この脳内大規模ネットワークは、複雑な哺乳類の脳を維持していくうえで、我々が想像もできないような重要な働きをしていると考えられます。

意識に上る脳の働きというのは、まさに「氷山の一角」であり、それを支える広大な無意識の世界が広がっています。意識を生み出すには、そのための膨大なニューロン・グリアネットワークが必要であり、そこに意識が向けられることはない、ということなのでしょう。

分散系の過活動はうつ症状につながる

一方で、分散系の働きが行き過ぎてしまうと、刻々と変化する「現在」に自分が置き去りにされてしまう可能性があります。

どういうことかといいますと、脳の活動が全て過去のこと、つまり記憶に占拠されてしまうのです。実際にＤＭＮはうつ病や精神的ストレスにおいて過活動になっていることが示されています。自分の過去や歴史について深く思いを巡らすことは人間として非常に重要なことではありますが、それだけでは精神は病んでいってしまうのです。

うつ病におけるＤＭＮの過活動は、「反すう思考」（rumination）といって、同じ否定的なことをグルグルと何度でも考えてしまう症状に結びつきます。これは、「現在と未来の無い自分」ということができるでしょう。

つまり、分散系は過去の様々な経験・記憶を「現在」に結びつけて、自己を確認する作業に重要である一方、現在を正確に認知して分析するのは集中系の回路の役割になります。現状を深く分析し、過去の情報と統合して未来に役立てていく、という人間の持つ最も重要な特性を引き出すには、分散系と共に集中系ネットワークも活性化させることが必要となるのです。

集中系と分散系はお互いに支えあいながら、片方が活性化しているときは他方は休み、そして一方が過活動にならないように短時間で交代していきます。それは親しいもの同士の会話のようであり、またキャッチボールにもたとえられるかもしれません。片方がしゃべり続けたら会話になりませんし、キャッチボールも然《しか》り。

まさに、脳を含めて「この世は全てがバランス」なのです。

脳にとってゲームは害悪とは言い切れない理由

ここまで説明してきましたように、脳には大きく分けて2つの領域があると考えてください。緊張感を持って何か目的に向けて活動をするときに活性化する「集中系」と、明らかな目的を持った活動時には抑制され、弛緩《しかん》した状態で活性化する「分散系」です。

「集中系」の代表はCENで、注意を適切に振り分けて、目的達成に向けた行動を支えています。

一方、「分散系」の代表はDMNです。もともとDMNは、何か課題に取り組んでいる、すなわち集中系を働かせているときには常に抑制されている部位として同定されました。

つまり、この集中系と分散系は片方が活性化しているときは、もう片方が抑制されている、という相互抑制的な関係にあるということです。言い換えれば、集中系と分散系は連動しており、常に助け合う存在である、ということです。

そして、ここが重要な点なのですが、分散系を抑制する、つまり休ませるためには、睡眠をとることよりも、何か作業に集中するのが最も効果的であるという点です。

深いノンレム睡眠もDMNを休ませますが、レム睡眠では逆に活性化することになるためです。

DMNの過活動はうつと深い関係があるため、うつの治療を考えるとき、何か集中して取り組める対象を持っているかいないか、という点は大きな差につながってくるはずです。大好きな趣味があるとか、また、以前ならテレビゲーム、今ならスマホでゲーム、なども集中系と分散系のバランスの中で行うなら、うつや過度の精神的ストレスに対抗するための有効な手段となるでしょう。

人間が社会の中で生きていくためには、課題に集中的に取り組んで成果を出すことが必要です。ですから集中系の重要さは論を俟《ま》たないのですが、一方の分散系の重要性は目に見えてきません。記憶の統合・整理、創造性の発露といった現象は、ある程度長期的に見ないと評価できない点だからです。

しかし、相互抑制的な関係にあるということは、両者が密な連携を取っているということの証でもあります。

集中系を有効に働かせるためには分散系が適切なタイミングで活性化していることが必要で、集中系だけが過活動になると脳内の自然な結びつきが断たれてしまいます。それは、脳のパフォーマンスを大きく下げることにつながりますし、最終的には十分に集中することができず仕事の効率を低下させてしまうでしょう。

好きなことに熱中することは、なぜ脳にいいのか

さて、健全な脳の機能維持には大規模ネットワークをバランスよく働かせることが重要であることを強調してきました。特にDMNなどの分散系を適度に活性化し、ときには適度に抑制するといった、〝バランスよく使いこなす〟ことが重要です。

一般に、脳の大規模ネットワークは、長い軸索に依存する部分が多くなります。最終的にこのような膨大なネットワークの機能を創り出しているのはニューロンであるとしても、他の3つのグリア細胞のパフォーマンスが落ちたり、欠けたりすればこのネットワークは機能しなくなり、またその維持自体が困難となって崩壊してしまいます。

ニューロン・グリアネットワークを支える4人の役者のうち、最も脆弱なのがオリゴデンドロサイトであることはすでに説明しました。その最大の理由は、ニューロンの活動と維持に必須なミエリン鞘を作り出すための膨大なエネルギー代謝にありました。

したがって、大規模ネットワークでは、その活動において長い軸索を覆うミエリン鞘を

作り出すオリゴデンドロサイトの負担が非常に大きくなる、という現実があります。

実際に、DMNは加齢によるダメージを受けやすい部位であることが多くの研究で示されています。

そのため高齢者の脳では、まず大規模ネットワークを支えるオリゴデンドロサイトの細胞死が起こりやすくなり、それを処理するためにM1タイプのマイクログリアの比率が増えて慢性的な炎症が起こってきます。ミエリン鞘の減少はリンパ球の遊走を可能にし、脳内の炎症反応を促進して行きます。

これがニューロン・グリアネットワークのバランスをさらに崩し、オリゴデンドロサイトはさらに減少し、最終的にニューロンの減少につながっていく、という悪循環が起こってしまうのです。

精神的ストレスの強い現代社会ではDMNなどの分散系が過活動になってしまいがちです。そういった環境の下で加齢による認知機能の低下を最低限にするには、この悪循環をどこかで断ち切る工夫が必要となります。

一番の近道は、脳の中で最も長い軸索線維があり、最もエネルギー消費の高いDMNに休んでもらうことです。そのために最も有効なのが、集中系を活性化すること、すなわち何か好きなこと、楽しいと思えることに熱中することなのです。

第8章

間違った脳の使い方が、老化を加速させる

ニューロン・グリアネットワークを破壊する最大のリスクとは？

この貴重な脳の構造を脅かし、認知機能の低下をもたらす最大のリスクは何でしょうか？

脳外科で扱う疾患は脳卒中や頭部外傷、脳腫瘍など比較的狭い範囲の病変が中心であり、ニューロン・グリアの作る広範なネットワーク構造を破壊することは少ないといえます。だからこそ外科的治療の対象となるのです。

脳外科疾患の中で広範な脳障害の可能性としてあるのは、重症頭部外傷のなかの「びまん性軸索損傷」という病態です。頭部に強い回転加速度がかかり揺さぶられることによって発生する広範な神経軸索の断裂が、ニューロンの大量死を招き、高次脳機能障害という記憶障害、注意障害、性格変化をきたしてしまいます。

悪性脳腫瘍の治療として行う放射線治療も、広範にニューロン・グリアネットワークを破壊してしまいます。これは悪性度の高い脳腫瘍に対して一般的に行われている治療で、高い治療効果を示す場合がありますが、その代償として数年後から起こる認知障害があり、程度の差こそあれ、ほぼ必発の合併症といってもいいでしょう。

治療のためとはいえ、これによって自立した生活が困難となり家庭生活・社会生活が失われてしまいますので、最近では悪性度が低い場合は、何とか違う治療選択肢を模索し、脳への放射線治療は避ける努力が行われています。

これらの場合は、つらい決断ではありますが、失われた機能をあきらめて新しい自分と向き合って次の一歩を踏み出すことが求められます。

しかし、多くの人に関連するニューロン・グリアネットワークの広範な障害の最大のリスクは、脳を使う日々の生活の積み重ね、すなわち加齢なのです。

老化とは、ずばり「細胞が失われていくこと」

人々の認知機能はニューロン・グリアネットワークによって支えられており、老化によってこのネットワーク構造が徐々に崩壊していけば認知機能も徐々に衰えていきます。アルツハイマー型認知症はこの脳の加齢による劣化、すなわち老化が通常よりも強く顕著に出てしまった場合である、ともいえます。

認知症に対する治療は、いくつかの薬剤が認可されているものの、なかなか劇的な改善とはいかないことが多いようです。それはなぜか？

その発生・進行には「脳の老化」という生理的な現象が大きく関わっているからなのです。老化というのは端的に言えば「細胞が失われていく」ということです。

老化の主要なメカニズムは、テロメアによる細胞分裂の限界、酸化ストレス、および小胞体ストレスによる異常タンパクの蓄積の3つに集約され、細胞の生存維持の障害ととらえられます。

テロメアというのは染色体の端にある特有の塩基配列をした部分で、細胞分裂のたびに短くなり、回数券のようにこれを使い切ると細胞は分裂不能となり、死に至るのです。

脳は常にエネルギー的に大きな仕事をしており、また構成する細胞のターンオーバーが少ないことから、脳の老化に主に関与するのは酸化ストレスと小胞体ストレスが中心となります。

そして、脳の老化に関して強調しておきたいことは、マイクログリアの章でも説明しました「自然炎症」の関与です。種々のストレスから生じる持続的な細胞死に対してマイクログリアが活性化し、常に弱いながらも炎症反応を起こしているのです。炎症反応は組織破壊につながり、老化の2次的な原因となってしまいます。

脳は酸素の活用によって生まれた

人間にとって酸素が必須であることは言うまでもありませんが、「生命にとって酸素が必須である」ということはありません。生命が生まれたころの地球には酸素がなかったと推測されており、生命は全て嫌気性《けんきせい》生物、すなわち酸素を嫌う生物としてスタートしているのです。しかし、今では私たちの周りにいる生物の大半が好気性《こうきせい》生物、つまり酸素なしでは生きられない生物ばかりですね。

それはなぜでしょうか？

エネルギーというのは不安定な物質が安定な物質に変化するときに生じるものです。気体の酸素は非常に不安定な物質であり、炭素や金属類と反応して安定な化合物に変化していきます。つまり、燃焼や錆《さ》びる、という現象であり、このときに得られる大きなエネルギーを利用して生きているのが私たち好気性生物なのです。

たとえば、ブドウ糖という基本的な糖質からエネルギーを取り出すときに、酸素を使った場合は、酸素を使わなかった場合と比べて、なんと19倍のエネルギーを得ることができます。人体は、食物として取り入れた物質を酸素と反応させて、二酸化炭素と水という非常に安定的な物質に変えることでエネルギーを取り出しているのです。

圧倒的なエネルギー効率、これが私たちの周りの生物ほぼ全てが酸素を利用する好気性生物になった理由です。酸素を使った巨大なエネルギー獲得により、爆発的な細胞増殖をする能力を手に入れました。

また、多細胞生物という多くの細胞が集まって、役割分担して生きる形態そのものが、この酸素を使う巨大なエネルギー調達なしではありえませんでした。多細胞化には、細胞を接着させるコラーゲンというタンパクが必須となるのですが、このコラーゲンの生成には莫大《ばくだい》なエネルギーが必要となるからです。

人間にとって、酸素利用は〝諸刃の剣〟だった

この酸素の利用が諸刃の剣《つるぎ》だったのです。人間という高度な生命体が生まれたのも、その強大なエネルギーがあったからですが、一方で大きなリスクを生命に与えました。

もともと不安定な酸素分子ですが、種々の代謝反応に使われる途中で、さらに反応性の高いヒドロキシラジカルやスーパーオキシドアニオンといった、いわゆる活性酸素に姿を変えてしまいます。この活性酸素は、細胞間シグナル伝達や免疫機能として正常機能の維持に働く一方で、毒性も強いため細胞障害をもたらす諸刃の剣となるのです。そのメリットの大きさと、それ以上かもしれないリスクの大きさは、人間にとっての火の利用、そして原発にもたとえられるでしょう。

活性酸素による細胞障害の中心はやはりＤＮＡ損傷であり、細胞老化の直接的原因になったり、またがん遺伝子・がん抑制遺伝子の異常をもたらすことになります。ＤＮＡ損傷が蓄積すれば、多くの細胞が死にやすくなり細胞老化を促進してしまいます。がん関連遺

伝子に異常が及んだ場合は、細胞増殖を過剰に活性化してしまいますので、がん化の大きなリスクとなります。

またDNA以外では、脂質も酸化されやすい物質であり、細胞膜が活性酸素によって損傷を受ければ、細胞変性・脱落をきたし、老化の大きな原因となってしまいます。

細胞の中では、活性酸素を無毒化するスカベンジャーと呼ばれるタンパクが作られて、酸化ストレスを最低限にする努力が行われています。しかし、ある程度ストレスが大きくなった場合、初期の段階では細胞周期の停止が起こりDNA修復を促進します。この細胞周期停止にはP53というタンパクの指令を受けたP21タンパクが活躍します。

もし、損傷が大きく修復不能であれば、P53タンパクはDNA損傷をきたした細胞に細胞死（アポトーシス）を誘導します。P53が最も重要ながん抑制遺伝子であり、〝ゲノムの守護神〟と呼ばれる所以です。

生体にとって最も危険なのは、大きなDNA損傷を抱えた細胞が生き残り、増殖を繰り返して暴走してしまう、つまりがん化してしまうことなのです。

脳は酸化ストレスを最も受けやすい臓器

脳は、全身に供給される酸素の20％、エネルギーの元であるATPの25％を消費する贅沢な臓器です。

脳の維持には、大量のエネルギーが必要になることは説明してきましたね。常にニューロンの活動が行えるように、アストロサイトやオリゴデンドロサイトが膨大な代謝活動を行っているからです。必要なときに、必要な部位で、必要な量の電気信号を正確に流すためには、常に準備状態を保つ必要があり、そのために、脳では常に大量の酸素とエネルギーを使っているわけです。

つまり、脳こそ、この酸素を使った効率の良いエネルギー代謝の恩恵を最も強く受けている臓器であるということです。

我々の脳を使った活動は全て、喜びも悲しみも、期待も不安も、考えるということ全てが、酸素を使った高エネルギーのおかげだったのです。

一方で、酸素が根本的に大きなリスクを持っていることも理解しています。しかし、これらを手放し、ただ栄養を摂取し、生殖活動をして、生き延びていくだけの生物でいいでしょうか。

いろいろと考え、人を愛し、共同社会を作り、目標に向かって努力していくのが人間です。低いエネルギーで賄《まかな》える生命体にはもはや戻れませんね。

そうだとすれば、人間は老化を受け入れるしかない、ということなのです。

異常タンパクによる「小胞体ストレス」とは

小胞体というのは細胞内小器官の一つであり、主にタンパク質の品質管理を行っています。遺伝子DNAがRNAに転写され、RNAがタンパク質に翻訳されるわけですが、でき上がったタンパク質が設計図通りに組み上がっているか、折りたたまれ方（フォールディング反応）は正常か、さらに劣化していないか、異常な化学的修飾がされていないか、凝集（タンパク質あるいはその他の物質が集まって塊になってしまう状態）していないか、などのチェックを行っているわけです。

ニューロンやグリアは寿命の長い細胞ですので、できそこないのタンパクや劣化したタンパクが蓄積しやすくなり、またこういったタンパクは容易に凝集して小胞体が処理しきれない塊となって細胞内にたまっていくことになります。

特に、アストロサイトやオリゴデンドロサイトは過重ともいえるタンパク産生を担っており、大量に作られるタンパク質からは不良品や凝集物が生じやすく、細胞の正常な代謝を障害して、細胞死を導いてしまいます。

さらに大きな問題として脳内で結晶化しやすい物質の存在です。一般に、どのような物質であれ、体内で結晶化した物質はマクロファージやマイクログリアといった食細胞が消化しきれずに自らの細胞死を招きやすく、そのまま結晶が体内に残ってしまうという特徴があります。有名なものとして、尿酸結晶による痛風、コレステロール結晶による動脈硬化などがありますが、脳内ではアルツハイマー病の原因として有名なアミロイドβということになります。

このように酸化ストレスと小胞体ストレスにさらされることの多い脳では、時間の経過とともに何が起こるのでしょうか？

細胞はこれらのストレスを解消して、ぎりぎりまで生きようとしますが、ある限界点を超えれば細胞死に至ります。つまり、脳を構成する細胞（ニューロン、グリア）が脱落していくことになるのです。

細胞が徐々に脱落していくことはどの組織でも起こることですが、各組織中の幹細胞がこれを補充しており、構成細胞の減少は最低限に抑えられています。一方、脳では神経幹細胞が存在するものの、脳というある意味で厳しい環境の中では、主に酸化ストレスによって幹細胞にも老化が起こってきます。

さらに、先に述べたように、脳内の必要な部位への新生神経細胞の遊走も抑えられているために、加齢とともに脳全体の萎縮・機能低下が目立ってくるわけです。

自然炎症が脳の老化を加速する

酸化ストレス、小胞体ストレスによって細胞が次々に死んでいってしまう環境では、そこから流れ出た内在性リガンドによって活性化されたマイクログリアが自然炎症の引き金を引きます。脳における自然炎症は、あらゆる神経系疾患の発生と関係しており、また脳の老化の大きな原因の一つになっているのです。

一般的に、炎症というのは外来病原体に対して生体が防御反応として起こすものと考えられています。腫れ、発熱、発赤《ほっせき》、痛みが炎症の4主徴とされていますが、白血球がまさに外敵と戦っている像が頭に浮かびますよね。

マクロファージやマイクログリアなどの自然免疫系に属する細胞が、まず病原体などの異物を貪食して免疫反応がスタートするわけですが、このときパターン認識受容体が、病原体が持つ人体にはない特殊なタンパクを認識していましたね。しかしこのパターン認識受容体は、病原体のみならず、自分の生体の一部にも反応して炎症反応を起こすことがあります。一例として、マイクログリアが非メチル化DNAに反応して、過剰な神経新生を抑制していることは既に説明しました。

細胞が損傷したときに流出する物質が内在性リガンドとして機能しているということは、

自然炎症は組織修復が目的の生体反応であると考えられます。

老化した脳においては、全ての細胞が死にやすくなっており、内在性リガンドが持続的に流出している環境であるといえます。内在性リガンドが全て処理できれば、マイクログリアはM2タイプとなり、組織修復に向かうのですが、内在性リガンドが持続的に流出してくる環境では、終わりなき炎症反応が続き、最終的に組織破壊を促進することになってしまうのです。慢性炎症が老化の最大の原因である、という説もあるくらいその影響は大きいものがあります。

脳を使えば使うほど老化は早まる

劣化して折りたたみ構造に異常をきたしたタンパクの中には、容易に凝集して線維構造をもつ不溶性タンパクを作り出すものがあります。凝集し不溶性となったタンパクをアミロイドと呼びます。アルツハイマー病の脳で蓄積してしまうアミロイドβというタンパクも、正常な機能を有するアミロイド前駆体タンパク質が酵素によって切断されて作られ、細胞外へと分泌されて、それが多数集まって線維状の重合体を形成していきます。

また、数十個単位で結合した場合オリゴマーと呼ばれ、結晶化していなくてもシナプスの機能を損なう可能性が出てきます。

ニューロンを使うことは、アルツハイマー病の患者でなくとも、ニューロンによるアミロイドβなどの変性タンパクの産生を加速し、将来のニューロンの死につながる可能性がある、という衝撃の事実が明らかになりました。

本当にそうなってしまうのでしょうか？　脳はあまり使わない方がいい？

ニューロンの活動によって、これを取り巻くグリア細胞も活性化して相互依存的に成長していくことも説明してきました。そう信じたいですよね。

しかしながら、大きな流れとしては、活性酸素によるＤＮＡ障害や変性タンパクの蓄積は止められないため、少しずつ脳が劣化していくことは避けられないのです。

つまり、ニューロンの使い方と脳の健康寿命延長には、どこかに最適なピークがあり、それ以下でもそれ以上でもダメだということです。

使わなければニューロンからの電気的刺激が減少するため、オリゴデンドロサイトが痩せていき、ニューロンの脱落につながりますし、使いすぎても活性酸素の毒性と変性タンパクの蓄積で、真っ先にオリゴデンドロサイトの脱落につながってしまうのです。

あらゆる機械がそうであるように、脳も使えば劣化が進んでいきます。膨大なエネルギーを使うために、脳は日々の生活の積み重ねによる劣化が起こりやすい、すなわち老化しやすい臓器であることを肝に銘じておきましょう。

ましても、もし間違った脳の使い方をすれば、老化は予想以上に早く進行してしまうのです。

ニューロンの興奮状態を長く続けることは危険なのか

「間違った脳の使い方」とはどのようなことを指しているのでしょうか?

大脳皮質において最も重要な神経伝達物質であるグルタミン酸は、過剰になると神経毒性を発揮してしまうという大きな特徴を持っているのです。

進化的に、グルタミン酸受容体は単細胞生物でも発現しており、栄養分の探知と獲得に重要な働きをしていたと思われます。細胞が過酷な環境を生き延びるために、発達させた高性能な受容体といえます。その感度の高さが神経の興奮性と結びついたことで、細胞毒性につながってしまったと考えられます。

血液脳関門が未だ形成されていない出生直後のラットに大量のグルタミン酸を投与すると、大脳の一部に変性が生じ、摂食行動が止められなくなって肥満となってしまいますし、脊髄の運動ニューロンが失われて強直性対麻痺《きょうちょくせいついまひ》という病態に陥ってしまいます。脳梗塞後などに、病変周囲のシナプスにおいてグルタミン酸回収機能が低下すると、てんかん発作の原因となるとともに、神経細胞死を誘発し、病変の拡大と機能障害の増強が起こります。

こういった病的な状態でなくても、ニューロンの興奮状態が長く続けば、グルタミン酸は神経毒性を発揮して、その回路の神経脱落・萎縮をきたすことが明らかになっています。つまり、ニューロンの偏った使い過ぎは、酸化ストレス、小胞体ストレスに加えてグルタミン酸の蓄積によって、ニューロン細胞死、つまり脳の萎縮を早めてしまうのです。

ニューロンを働かせるときは過度にならないように、偏らないように、つまり長時間同じ作業を続けるのは良くありません。そして必ずメンテナンスを意識することが重要です。

疲れを感じたら、脳のSOS信号に耳を澄ます

第3章で、アストロサイトにおけるカルシウム振動という現象が、広範囲の情報伝達に重要な役割を果たしていることを説明しました。このカルシウムイオンは、ニューロンがシナプスにおいて電気信号を神経伝達物質の移動に変換するところでも活躍することになります。局所的なカルシウム濃度の上昇が、遺伝子転写の促進やカルシウム依存性酵素の活性化などをもたらすとともに、シナプスにおける神経伝達物質の細胞外への放出に必須なのです。

一方で、カルシウムイオンには、アポトーシスという遺伝子で制御された細胞死を誘導するメッセンジャーとしての働きがあります。ニューロンが過剰に興奮した場合は、カル

シウムイオンの流入が過大となるため、このアポトーシスが誘導されてしまうことがあるのです。

グルタミン酸と同じように、ニューロンの過剰な興奮が、カルシウムイオンを介して細胞死の引き金を引くという脳の働き方の特殊性が見て取れます。「疲れ」を感じるということは、脳の一部が偏った使われ方をされて「このままではニューロンが死んでしまいます」というSOS信号を出しているということです。

私たちは、ニューロンの働き方が過剰か否かを判断してコントロールすることはできませんが、その働く時間的長さを抑える、という工夫はできるのではないでしょうか。疲れを感じた場合は、無理をせず休む、あるいは違うことをして気分転換をすることは、脳を守るために必要なことだったのです。

正常な加齢とアルツハイマー病の違いはどこにあるのか

このようにして、脳を使うことが否応なく脳の劣化を進めてしまうのであれば、加齢による認知機能の低下も避けられないことなのでしょう。

認知症をきたす代表疾患といえばアルツハイマー病ですが、その最大のリスク因子が加齢です。つまり高齢になるほどその発症率が急激に上昇するのです。そして何より、アルツハイマー病の3大徴候である、「記憶障害」「脳萎縮」「脳内アミロイドβの蓄積」などは、いずれも健常高齢者においてもある程度認められるものなのです。

それでは、正常な加齢とアルツハイマー病の違いは何でしょうか？

基本的にその違いは「程度の差」でしかありません。3大兆候が強く認められるのはアルツハイマー病、軽ければ正常加齢ということになります。

もちろん実体としての脳をよく見てみれば違う点があります。脳萎縮、アミロイドβの蓄積が早期に起こる場所が、正常加齢では前頭前野とDMNに強く起こるのに対し、アルツハイマー病ではこれらに加えて側頭葉にも早期から変化を認める点です。アルツハイマー病の発症には、海馬での神経新生の異常も関連しており、これが側頭葉の早期の萎縮につながると考えられます。

前頭前野は、進化的に比較的新しく追加された部分であり、「レトロジェネシス」によって加齢による脱ミエリン化が真っ先に起こることをオリゴデンドロサイトの章で説明しました。ここには機能的なシナプス結合が多く、非常に複雑なネットワーク構造になっていることが主な原因です。

また、DMNは進化的に古くから存在が認められる脳領域ですが、脆弱性を有する長い線維が多いことに加えて、前頭前野と複雑なシナプス連絡があることから加齢に対して感受性が強くなってしまうのです。

そしてこの前頭前野とＤＭＮの機能が徐々に低下するのが正常加齢の特徴です。このために、高齢者では記憶力が低下するだけでなく、種々の行動がスムーズに行えなくなったり、自分の行動を状況に応じて適切に切り替えられなくなり、物事に固執するような傾向が出てきてしまうのです。

これは決して異常なことや病的なことではなく、加齢によって誰にでも平等に起こることです。しかし、脳の使い方によってその程度には大きな差がついてきます。

海馬での神経新生の異常も、脳の使い方の偏りがもたらす一つの結果であると考えられるのです。

第9章

精神的ストレスから脳を守る技術

無意識が脳を支配している

集中系と分散系で見てきたように、脳は常に全体としてどのようにバランスをとって働くかが重要です。多くの部分が独立して活動しても、それぞれの方向性が一致しなければ、脳全体として良い働きはできません。また、偏った脳の使い方は、長い目で見れば脳のパフォーマンスを低下させる原因になります。

そこで脳の働きを全体として調節する機能が必要となるのです。その秘密もニューロン・グリアネットワークの中に織り込まれており、多くのニューロンが協調して働くような仕組みがあるのです。

脳を全体として協調的に働かせるシステムが、DMNなどの大規模ネットワークと「情動」です。ここで情動と言っているのは、怒り、恐怖、不安、といった危機に際して生じるものを指していて、その生成には比較的古い脳である大脳辺縁系や脳幹が中心的役割を果たしています。

分散系のDMNは脳の広い範囲を結びつけるネットワークですから、無意識の中で自分の経験・記憶の統一性を確保して、意識下の脳の働きを支えていると考えられます。現状認識をどの知識・経験と結びつけ、脳のどの部位を使っていくのか、を決めているのです。

一方、情動は無意識のうちに周囲からの情報を処理して広い範囲の脳に働きかけ、その状況下でどのような行動を選択するかを決めていく役割があります。最近の研究では、例えば恐怖などは過去の経験に照らしての情動であり、DMNも大きく関わっていることが明らかとなってきています。


これらは、特に意識されることなく脳を含めた体全体の働きを調節して、その環境で生き抜くために最も適した行動をとらせるように働いていると考えられます。

ただし、その反応には脳の老化を予防するという長期的な視点はありません。無意識の中での反応が脳の働き方の偏りにつながって、酸化ストレスや小胞体ストレスを一部の領域に集中させ、脳の老化を加速させてしまう可能性があります。

ですから私たちは無意識の中での脳の働き方の原理を理解して、「意識的に」脳の働き方の偏りを最低限にしていく必要があるのです。

精神的ストレスは分散系を持続的に活性化する

慢性的精神的ストレスの科学的な検証に使われるモデルとして社会的敗北ストレス

(social defeat stress）があります。これはある種のラットをより大きな種類のラットのいる檻《おり》の中で同居させることで社会的回避（引きこもり）や快感消失などの抑うつ関連行動を引き出す手法です。

この手法を用いて、社会的精神的ストレスを抱え込んだときに、脳のどの部位が活性化されるかを研究すると、大脳皮質は活性化されず、ＤＭＮや扁桃体、分界条床核《ぶんかいじょうしょうかく》、大脳《だいのう》基底核《きていかく》の線条体《せんじょうたい》といった不安や恐怖を惹起《じゃっき》する神経核群が活性化されることが示されています。つまり、慢性ストレス下では、シナプス結合としてはＤＭＮを中心とした分散系が強く活性化され、一方で大脳皮質は持続的に抑制されているということになります。

そして、いくつかの脳の機能異常、うつや認知症においても、精神的ストレスと同様に分散系の過活動を伴うことが示されています。グルコースの消費量を測定してみると、精神的ストレス下では、分散系が他の領域に比べて20％ほど増加していることが、複数の研究室から報告されています。

さらに、うつにおける内省的な精神活動はＤＭＮなどの分散系で作られると考えられており、ＤＭＮの持続的活性化によって反すう思考に陥ってしまい、うつ症状はますます悪化していくことを説明しました。ＤＭＮの過活動は、抗うつ薬によって減少することも示されています。

そして、分散系の持続的な過活動は、うつ症状を悪化させるだけでなく、細胞レベルでも実体としての脳に大きな影響を与えてしまいます。

分散系のニューロンが休息できないためにアストロサイトの働きに抑制がかかり、グリンパティック・システムが機能不全に陥って老廃物の排出が滞ることになります。DMNの長い神経線維を覆うミエリン鞘の量も膨大となってオリゴデンドロサイトの負担が大きいことも、この部分のニューロン脱落を起こりやすくしています。

同時に、ニューロン過活動による酸化ストレス、小胞体ストレス、慢性炎症が全て重なり、さらにグルタミン酸やカルシウムイオンによる興奮毒性が加わって、結果として分散系ニューロンの脱落をきたしやすくなってしまうわけです。


時々、分散系を活性化しておくことが、いざというときに集中力を発揮させるためには必須である、ということは間違いありませんが、精神的ストレスによって恒常的に活性化されてしまうといろいろな弊害が起こってくるということです。

もちろん、常に集中系の大脳皮質だけが活性化されている状態も好ましくありません。どちらかが働いているとき片方は休んでいる、そしてそれが交互に交代する、という状態が健全な脳の活動に必須となってくるのです。

怒り、不安、恐怖を感じたとき、脳では何が起きているか

情動も無意識のうちに脳の広い範囲のニューロンを動かすとともに、全身に影響を与えています。嗅覚を除いて、全身の感覚系からの情報は視床という部位に一旦集まり、大脳皮質へつながって詳しく〝理論的に〟解析されます。

そして重要な点は、これとは別の経路で並行して、脳の深部にある大脳辺縁系の扁桃体で情動を惹起《じゃっき》するという事実です。その際に、過去の経験・知識をデータベースとして参照して最適な行動や身体反応に結びつける必要があるため、海馬という記憶の中枢もすぐ近くに存在しているのです。情動を動かすかどうかで情報の重みづけをしていると考えられます。

つまり感覚系からの情報は、大脳で分析されなくても無意識のうちに情動を惹起できる、ということになります。

サルの大脳視覚野を切除してしまうと、皮質盲といってものが見えなくなるはずですが、蛇を見せると怖がることが知られています。これは、扁桃体への経路が生きているからです。

私たちは種々の情報を〝意識して〟受け取る以外に、無意識の中で反応している部分がかなりあるということです。

何が理由だかわからないけれど、直感的に気持ち悪いとか、怖いとか、不安になる、といった状況は理屈で理解できないとしても何かしらの真実をはらんでいる、と考えるべきでしょう。

そして、怒り、恐怖や不安といった情動は、視床下部を通して顕著な身体的反応を引き起こします。こういった身体反応が、広く脳に作用して情動をさらに強いものにしていくとも考えられており、情動とは脳と身体が相互作用して引き起こされる反応であると言えます。

このように、情動は脳全体に影響するという点で非常に重要な働きをしており、今ある環境下で生存していくために最適な反応を導いてくれているのです。

一方で、情動によってもたらされる身体反応は、無意識の中で身体に「ストレス反応」として大きな影響を与えており、長期に渡れば脳にも影響してきます。この章では、それを見ていきましょう。

自律神経の司令塔「視床下部」は、無意識のうちに影響を与えている

自律神経系は、意識的に働く「体性《たいせい》神経系」と対《つい》をなすもので、無意識のうちに機能する必要のある循環、呼吸、消化、発汗・体温調節、代謝、内分泌機能、生殖機能などの内臓機能を調節しています。そして自律神経系は、危機対応の交感神経系とその反対の機能をもつ副交感神経系で構成されています。さらに、これらの最高中枢が視床下部といわれる部位にあります。

交感神経系はノルアドレナリンを伝達物質として用いていて、心拍数の上昇、血圧上昇、発汗、筋肉への血流量を増やす、瞳孔の散大、気管支拡張、消化管機能の抑制など、身体を臨戦態勢にもっていく機能を持ちます。危険が迫っていれば、「戦うか？ 逃げるか？」を決める必要があるわけです。いずれにしても、心拍・血圧を上げて筋肉の血流を増やさないといけません。食べた物の消化などに血流を使っている暇はないわけです。

一方で、副交感神経系はアセチルコリンを伝達物質として用いていて、心拍数の低下、気管支収縮、消化管機能の更新、胆汁分泌促進など、身体を休ませ、回復させるといった働きがあります。副交感神経系の働きは、「危険はないので、体を休めてメンテナンスしなさい」という指示なのですね。

扁桃体は、視床下部とつながることによって交感神経系を活性化することになります。つまり、外界から視床に入ってくる情報のうち、顕著なものは扁桃体を介して情動の変化を引き起こすとともに、いわゆるストレス反応として扁桃体や視床下部を介して身体に影響を与えているのです。

このように脳は無意識のうちに自律神経系や内分泌系に働きかけて、外的環境に対応する身体の状態を作っているわけです。また同時に、脳幹にある核に働きかけてノルアドレナリンを放出させて、覚醒度を上げ、集中系の活性化をもたらすことによって環境変化に対応するための準備状態も作っています。

精神的ストレスとは「長期にわたる情動」のこと

視床下部からのホルモンが脳下垂体《のうかすいたい》に働き、脳下垂体から全身に向けて種々のホルモンが分泌されます。これを内分泌系とよび、副腎皮質《ふくじんひしつ》刺激ホルモン放出ホルモン（CRH）、甲状腺《こうじょうせん》刺激ホルモン放出ホルモン、成長ホルモン放出ホルモン、性腺刺激ホルモン放出ホルモンなどが視床下部から分泌されることが起点となります。

不安や恐怖といった顕著な情動が関わるのはＣＲＨです。ＣＲＨには大きく２つの働きがあり、一つは下垂体に働きかけて副腎皮質刺激ホルモン（ＡＣＴＨ）を分泌させ、もう一つは脳幹にある青斑核《せいはんかく》に働きかけてノルアドレナリンを分泌させます。

脳下垂体から分泌されたＡＣＴＨは、さらに全身血流にのって副腎皮質に行き、ストレスに対応するホルモンであるコルチゾール（糖質コルチコイド）を分泌させます。コルチゾールは、交感神経系の身体に対する働きである血圧上昇、血糖値の上昇や筋肉でのタンパク質代謝の促進、脂肪分解の促進、免疫反応の抑制などをもたらして、ストレスとなっている非常事態に対応するわけです。

また、青斑核からのノルアドレナリンは覚醒度を上げることによってストレスとなった状況を切り抜けようとするのです。

精神的ストレスとは、「長期にわたる情動」と定義できます。つまり、発散されなかった怒りや、解決できなかった恐怖は、ずっと無意識の中で残り、爆発的なものでないとしても精神的ストレスとして脳を動かし続けるのです。ノルアドレナリンやコルチゾールは長期にわたり高値を維持することになり、全身に渡ってその影響が出てくることになります。

ストレス対応のホルモンが脳を萎縮させる

このようにコルチゾールは全身的なストレス応答に無くてはならないホルモンですが、脳に対する直接作用も知られています。神経毒性を発揮して、ニューロンの樹状突起を減少させてしまうのです。特にコルチゾールに対する受容体が豊富に存在するのが、前頭前野と呼ばれる前頭葉の前半部分と海馬そして扁桃体であることが知られています。この影響で前頭前野は萎縮し、海馬での神経新生も減少してしまいます。

前頭前野は実行機能と呼ばれる複雑な認知機能に基づいた行動計画、その行動でもたらされる未来の予測や衝動の抑制、共感性など人格と言われているものと大きく関連する部位です。つまり人間の知性と社会性を生み出すポイントとなる部位でしたね。

また、海馬は記憶を作る中枢であり、アルツハイマー病において高度に萎縮がみられる部位です。多くの臨床研究から、アルツハイマー病の進行と血中コルチゾール値の上昇が相関することが示されています。

また、覚醒度を上げてストレスに対抗するノルアドレナリンは短期的には神経保護的に働くのですが、長期にわたればニューロンの細胞死を誘導し、海馬においては神経新生を抑制することになります。

つまり、精神的ストレスを強く受けている人は、ストレス反応として無意識のうちにコルチゾールやノルアドレナリンが多く分泌されますので、長期にわたれば前頭前野と海馬・扁桃体のニューロン突起が減少し、結果としてニューロンネットワークが減少して、実行障害、人格障害や記憶障害をきたしてしまうということになるわけです。

そして、これらの部位はDMNの一部あるいは非常に近接した部位ですから、DMNはコルチゾールの影響で障害されやすい部位であるといえるわけです。

複雑がゆえに、加齢やストレスによる細胞死が起こりやすい「前頭前野」

神経伝達物質のうち、ノルアドレナリン、ドーパミン、セロトニンといったモノアミン類やアルツハイマー病で減少しているアセチルコリンは、調節系と呼ばれており、「一対多」の形で働いていることは第2章で説明しました。この伝達様式は、アストロサイトの膨大な合胞体形成とカルシウム振動により、比較的短時間に近隣全体のニューロンの活動度を調節することが可能になります。

これら調節系の神経伝達物質が、情動を介した脳の働きを調節しており、意識レベルや、やる気が出る・出ないといった気分の変化を生み出し、脳全体の働き方の方向付けをしているのです。

ノルアドレナリンは脳幹の青斑核という部位で、ドーパミンは腹側被蓋野《ふくそくひがいや》で、そしてアセチルコリンは脳内ではマイネルト基底核という、いずれも比較的限局された部位で産生され、広く前頭前野に送られているという共通点があります。

なぜ前頭前野に多くの調節系神経伝達物質のニューロンが分布しているのでしょうか。それは、この前頭前野が、「注意を向ける対象を選択する機能」や「作業記憶に基づいた実行機能」といった複雑な機能の中枢となっていることがその理由です。また「自己制御」という人間に特徴的な脳の働き、すなわち、一時的な感情を抑え、複数の情報を分析して将来に向けて有利な行動を取るための中枢にもなっているからです。実際に、扁桃体の活動は、前頭前野を強く活性化して、情動による衝動的行動を抑制するように働いていることが知られています。

この前頭前野は、「レトロジュネシス」の項で説明したようにヒトの成長においても最も遅く完成する部分です。

完成されるのが遅い理由は、複雑な人間社会での関係性などが刺激となりシナプスが作られるからで、人間の脳の中で最も複雑なシナプス結合がある領域と言ってもいいでしょう。これらの機能は、複数の脳部位が同時に協調して働くことによって達成されるため、調節系によって多くのニューロンを同時に働かせる必要があったのです。そして、前頭前野のシナプス結合は、複雑であるがゆえに、加齢やストレスによって最も細胞死の起こりやすい、萎縮の進みやすい部位としても知られています。

覚醒と知的活動になくてはならない神経伝達物質「ノルアドレナリン」

感覚器からの情報を受けた視床と直結している視床下部は、脳幹の青斑核という部位を刺激し、ノルアドレナリンの分泌をうながします。

この物質は脳の覚醒状態を保つのに必須であると考えられています。つまり、青斑核のノルアドレナリン産生ニューロンから前頭前野を中心に大脳皮質全体に投射している神経線維が、常に一定の信号を送ることによって、覚醒を保ち、環境への注意機能を発現させているのです。

このノルアドレナリンは2つの分泌形態があります。

人間においては、覚醒度を上げて新しい環境に注意を向ける、あるいは好奇心をもつ、未来のために仕事に集中する、といったような場合には、比較的低いレベルでかつ時間的に持続性をもってノルアドレナリンが分泌され、tonic activity（持続性活動）と呼ばれています。これが一つめの分泌のされ方です。

ノルアドレナリンが集中系の一部である前頭前野背外側部《はいがいそくぶ》のニューロンに存在するアドレナリン受容体に結合してシナプスを活性化するとともに、アストロサイトに働きかけてカルシウム振動によって広範囲なニューロン活動を調節しているのです。

もう一つの分泌形態が、環境の変化に対し急遽適切な対応を取らなければいけないような場合です。危機対応ということですから、この反応は感覚器官からの信号を受けた視床・視床下部からの刺激によってもたらされます。

この場合はphasic activity（相動性活動）といって、多くのノルアドレナリン産生ニューロンがとっさに反応し、大量のノルアドレナリンが分泌されて、脳全体が刺激されるとともに、視床からの感覚刺激の入力が抑制されるようになるのです。けんかをしたりして興奮状態にあるときは、多少のけがをしても痛みを感じないのはこのためです。

このようにノルアドレナリンは分泌された領域のニューロンやグリア細胞を協調的に働かせ、覚醒と知的活動に無くてはならない神経伝達物質なのです。また、ノルアドレナリンはマイクログリアからの炎症性サイトカイン産生を抑制して脳の自然炎症を抑える働きがあり、同時にニューロンを成長させる因子の分泌も促すことが報告されています。

つまり、ノルアドレナリンは通常はニューロンを保護する方向に働いているわけです。

ノルアドレナリンは分散系を抑制する

青斑核―ノルアドレナリン系が刺激された状態では、集中系の大脳皮質を活性化し、注意を特定の対象に向かわせることになります。活性化されるのは主に前頭前野外側部と頭頂葉であり、CEN、すなわち集中系に属する領域です。

一方で、分散系のDMNはノルアドレナリンによって強力に抑制されるのです。

DMNには内的な精神活動や過去に得た記憶情報の統合などの働きがありますので、ノルアドレナリン過多の時間が多くなれば、過去の情報を整理して未来に役立てる、といった高次な精神機能が低下することにつながります。

集中して何かに取り組むのは重要なことですが、分散系を使っていろいろな脳の部位を活性化し、心の柔軟性を取り戻す時間も脳のパフォーマンスを上げるために大切でしたね。集中の合間に「ふっと気を緩《ゆる》める」、「ぼーっとする」時間を取り入れていきましょう。

まさに、ここでも集中系と分散系のバランス、どちらかだけに偏らない脳の使い方こそが重要である、ということがおわかりいただけると思います。

このノルアドレナリンの活動も夜間睡眠時には沈静化しますので、脳の偏った使い方を避けるという意味では睡眠がいかに重要かがわかります。集中系の脳を休めるには睡眠が一番有効なのです。

一方で注意しなければいけない点は、DMNは睡眠時でも抑制されないという点です。特に精神的ストレスが強い状況では、DMNが直接活性化されています。

大脳皮質の多くの部位が睡眠時に休息し、グリアの働く余地を作りますが、睡眠時にも活性化している部分が多いDMNでは、何らかの形で積極的に休息を取らせるようなメカニズムが必要となります。

それこそが、「目的をもって何かの仕事に集中している時間」です。こういった時間は青斑核—ノルアドレナリン系を刺激し、集中系の大脳皮質全般が活性化し、DMNなどの分散系は抑制されて休息をとることができるようになります。

過酷な環境の中、人類が生き残ることができた原動力

怒りや恐怖、不安といった情動が大脳辺縁系の扁桃核から生まれ、脳全体に大きな影響を与えていることを見てきました。これらは生物が、危険を回避しこの地球上で生存していくためには必須のものです。

一方で、「うれしい」という喜びの感情も食物を得たり、子孫を繁栄させるために必要

です。

この感情はどのようにもたらされ、脳全体にどのような影響を与えるのでしょうか？

その中心的な働きをするのが調節系神経伝達物質であるドーパミンと考えられています。主に中脳腹側被蓋野《ちゅうのうふくそくひがいや》という脳領域で作られるドーパミンは、報酬系という人間にとって快感となる経路を刺激し、脳の働き方、すなわち人間の行動を支配しています。

この系のニューロンは、前頭前野、前部帯状回、扁桃体、海馬、そして線条体という構造の一部である側坐核《そくざかく》といった部分に軸索を伸ばしています。そして、これらにドーパミンが放出されると、覚醒度が上がるとともに快感が生まれると考えられています。

特に側坐核にドーパミンが達すると、その原因となった行動が快感として記憶され、その行動を止めることができなくなるのです。基本的欲求といわれる、食物摂取、異性との交配などの他、人間社会においては「共感」や「承認」を得た経験など、腹側被蓋野からドーパミンを放出させる原因となった行動が、側坐核を介して報酬として学習されるわけです。そして、この報酬を得られるかもしれない、という期待感こそが最も強くドーパミンを放出させるきっかけとなります。

もともと人間には、新しい情報、新しい環境を探し求める本能が備わっています。私たちの祖先は常に食料や資源が常に不足している世界に暮らしていましたから、新規性を求める欲求は食料にありつける可能性を高め、生存の確率を高めることにつながるからです。新しいものを探しに行けば、食べ物、異性、お金、承認などを得られるかもしれないという期待感こそが最も強くドーパミンを分泌させるのです。

そしてこの報酬系の働きが、人類を過酷な環境の中で生き残らせ、ここまで発展させてきた原動力ともいえるでしょう。

好奇心が人間の行動を強くドライブする

このようにドーパミンは、「生存確率を上げるために、報酬を期待して行動を起こさせる」ことが最大の存在意義なのですが、予測した報酬の大きさ、つまり期待と、実際に得られた報酬の差が前頭前野において感じる報酬の大きさとなりますので、報酬の感じ方は徐々に補正されて、減っていくのが一般的であり、喜びも減衰していってしまいます。

ですから、この報酬系を活性化しておくためには、常に新しい興味の対象を見つけてチャレンジしていくことが必要になります。つまり新規環境を追求していく「好奇心」が人間の行動を強くドライブするということになります。

実際にドーパミン受容体の遺伝子型によって、好奇心の強さが規定されることがわかっています。ＤＲＤ４遺伝子（Dopamine receptor D4）というドーパミン受容体遺伝子には、特徴的な繰り返し配列がありますが、１９９６年にイスラエルと米国の研究チームから、この繰り返し数が好奇心の強さと関連しているという報告がなされました。

好奇心の強い人、心理学的には「新奇性追求」という言葉で呼ばれますが、このＤＲＤ４遺伝子の繰り返し数が有意に多いことが確認されたのです。繰り返し数が多いと、この受容体が多く生成され、ドーパミンの効果が増強されることになると考えられます。

日本人にはこの繰り返し数が少ないという説もありますが、まだ確定的なことではありません。むしろ、遺伝学的な違いよりも、小さいころから好奇心を表に出すことを抑制することの多い社会環境の方が問題ではないかと思いますがいかがでしょうか。

今の時代でいえば、科学の新しい発見につながったり、新しいビジネスを開拓したり、といった社会の変革を推進する力は好奇心から生まれます。社会全体が好奇心を歓迎して育てていくという意識こそ重要です。

第10章

グリア細胞から見た覚醒と睡眠

睡眠の深さによって、脳の動きはどう変わるか

これまでの研究において「眠る」ことが確認されているのは、哺乳類や魚類、昆虫など脳のある生物に限られており、睡眠は脳の維持に必須であると考えられています。脳にとっての睡眠とはどのような意味があるのでしょうか。

睡眠は脳と体の休息となることは実感できるところです。しかし、一方で睡眠時は覚醒度が低下し動物にとって危険な時間です。捕食者に捕らえられる可能性も高まります。それでもなお、動物は睡眠という営みを排除する方向には進化してきませんでした。

それはなぜなのでしょうか？

実は、睡眠には脳を維持していくために非常に重要な意味合いがあるのです。単なる「脳の休息」という漠然とした感覚が、グリア細胞という切り口から見ると、電気的な活動をしているニューロンの集合した脳という臓器を維持するために必須の機能だったのです。それを以下に見ていきましょう。

まず、睡眠を語るときにどうしても必要になりますので、第7章でも簡単にふれた睡眠の分類と、覚醒時と睡眠時の「脳波」の違いを簡単に説明します。

睡眠はレム睡眠という浅い睡眠と、ノンレム睡眠という深い睡眠に大別され、ノンレム睡眠もステージ1～4（浅い睡眠～深い睡眠）に分類されています。

意識の維持には、脳幹からの刺激をうけた視床という脳の深部構造の活動が必須となりますが、覚醒時の脳波は、律動的な10Hz前後の波形として記録されます。いわゆるα波というもので、特に何かに集中して取り組んだりしていない安静時に出現します。覚醒して何か課題に取り組んでいるような集中した状態では、β波という周期の早い波（速波）が出現します。

ノンレム睡眠では、ステージ3、4の深い睡眠になると、徐波《じょは》といってゆっくりとした大きな波形（δ《デルタ》波）が出現してくることが特徴です（徐波睡眠）。

レム睡眠というのは、英語表記ではREM（rapid eye movement）睡眠となり、眠っているのに眼球が動き回っている状態を指しています。体は休息状態にあって筋肉は弛緩《しかん》していますが、大脳皮質は覚醒時とほぼ同等に活動しています。脳波上は、覚醒時に見られるα波や低振幅速波が減少して、α波よりややゆっくりとした周期のθ《シータ》波が中心となります。

生化学的には、レム睡眠時には調節系に属するノルアドレナリン、ドーパミン、セロトニンといったモノアミン系の調節系神経伝達物質が減少していますが、唯一アセチルコリンだけは変化していません。

一方、ノンレム睡眠ではアセチルコリンも含めた全ての調節系物質が減少しており、レム睡眠の発現には、このアセチルコリンが作用していると考えられます。

脳の老廃物を除去する「グリンパティック・システム」は睡眠時に働く

老廃物の排出に重要な働きをするグリンパティック・システムですが、この活動も睡眠時に活性化することが示されています。すでに述べたように、このシステムを担うのはアストロサイトであり、そこに発現するＡＱＰ４というタンパクが脳脊髄液の脳内への入り口として重要でしたね。

アストロサイトもやはり睡眠時に活性化しており、ＡＱＰ４の遺伝子発現・タンパク合成をみると夜間睡眠時に高くなるのです。グリア細胞のタンパク合成は、一般にニューロンが非活性の夜間に主に行われています。

自律神経系のうち、交感神経系は覚醒時とくにストレスがかかった状態で活動し、副交感神経系は睡眠時やリラックスした状態のときに働いています。覚醒して交感神経系優位のときは、アドレナリンやノルアドレナリンといったモノアミン系神経伝達物質が使われ、これらモノアミン系物質が大量に放出されるとニューロンやグリア細胞を腫大《しゅだい》させてしまうのです。その結果として細胞間隙が狭くなることで、覚醒時は睡眠時に比べて脳脊髄液の流通が90％も減少するとされています。

つまり、グリンパティック・システムは、モノアミン系物質が少なくなり、細胞の腫大が収まって細胞間隙が開いている夜間睡眠時に主に働くことになります。脳に溜まった老廃物を除去するために、睡眠がいかに重要かご理解いただけたかと思います。

ミエリン鞘の形成は睡眠時に活性化する

ミエリン鞘を作るためのオリゴデンドロサイトの代謝活動は膨大です。

そして、ミエリン鞘は軸索を直接取り囲んでいますので、ニューロンの電気的活動が大きく変化する覚醒と睡眠のサイクルがミエリン形成にどのような影響を及ぼすのか、多くの研究者が興味を抱きました。そして覚醒時と睡眠時で遺伝子がどのように発現しているかを比べた研究成果がこの10年余りで蓄積されてきたのです。

オリゴデンドロサイトにおいて、ミエリン鞘を形作るタンパクは睡眠時に多く作られていることが明らかとなりました。動物実験で、普通に睡眠をとった群と、睡眠を制限された群を比べると、睡眠をとった群においてミエリン形成とその細胞内輸送に関わるタンパクの遺伝子転写が活発になっていたのです。グリア細胞でのタンパク合成は夜間睡眠時に行われる、という原則がここでも働いているわけです。

また、タンパク質は全て細胞内の小胞体という場所で適切に折りたたまれることによって適切に働くことができるのですが、睡眠不足だと小胞体がうまく働かず、このタンパク質の折りたたみがうまくいかないこともわかってきました。

同時に、細胞は、睡眠不足によって増えてしまう、折りたたみがうまくいかなかった不完全なタンパクを分解・処理するために、膨大なエネルギーを余分に使わなければいけなくなります。

ニューロンへの物流は睡眠時に行われる

これらのタンパクとともにミエリン形成に必須であるコレステロールの脳内産生も睡眠時に活性化していることが示されました。

つまり、ミエリン鞘の形成は主に睡眠時に行われているのです。ミエリン鞘はオリゴデンドロサイトの細胞膜の一部であり、コレステロールは細胞膜の形成に必須な物質ですから、一般的に体内の細胞新生は主に睡眠時に行われている、と考えられます。

これは、睡眠時間をしっかり取らないと、脳の細胞のみならず、骨や筋肉、肌の細胞新生が不十分となり、体全体が衰えていってしまうという可能性を示しています。

さらに、ニューロンの軸索に栄養を与える乳酸のトランスポーターMCT1遺伝子の発現も、睡眠時にニューロンの電気的活動が低下したときに活発となることも明らかとなっています。

集中力を発揮して仕事をしているときに、物資を輸送したり、受け取ったりする余裕はありません。また、軸索が頻繁に電気的活動を行っているときは、そこを取り巻くアストロサイトやオリゴデンドロサイトにとっても、タンパク合成を積極的に行う環境ではありません。

つまり、グリア細胞によるタンパク合成は、コレステロール生成なども含めて、ニューロンが電気的活動を休んでいる夜間睡眠時に活発になる、ということです。

記憶の定着は睡眠時に起こる

「シナプス可塑性」といわれる現象が記憶の形成に重要な役割を果たしていましたね。こういったシナプスの構造を作り変える作業も、それに関わるタンパクの合成を伴っており、シナプスが積極的に働く昼間覚醒時ではなく、夜間睡眠時に行われているのです。

さらに、記憶の定着に必要な大脳皮質への情報の移動も、ノンレム睡眠のうち徐波睡眠のときに行われていると考えられています。これは、具体的にはニューロンとアストロサイトによる3者間シナプスの形成、シナプス強度の増強、オリゴデンドロサイトによるミエリン鞘の形成などですから、ニューロンが活発に働いている覚醒時よりも睡眠時のタンパク合成が活発な時間帯が有利となります。

また、記憶の項で述べたように、記憶の定着には、その経験にかかる余分なシナプスを〝刈り込む〟ことも必要で、主に夜間睡眠時、特にレム睡眠の間にマイクログリアによって行われています。

このように、記憶の形成・定着には、グリア細胞が主役を演じており、その際に浅い睡眠（レム睡眠）も深い睡眠（ノンレム睡眠）も共に必要となるのです。

さらに、海馬での神経新生は記憶の形成に重要であり、マウスを使った実験で睡眠時間の短縮、特にレム睡眠を奪ってしまうと、60％以上も神経新生が低下することが示されました。

一般的に、長期になれば細胞増殖を抑制し細胞死に向かわせるノルアドレナリンなどのモノアミン系神経伝達物質やコルチゾールは、海馬における神経新生を抑制していましたね。これらの物質の分泌が減る睡眠の時間が確保できなければ、記憶はうまく形成できなくなるということなのです。やはり、試験前に寝ないで勉強するというのはあまり得策とは言えませんね。

グリア細胞は夜働く

脳の機能を維持するため、そして動物の体を維持するためには睡眠が非常に重要であり、だからこそ睡眠時に捕食者に捕らえられてしまう危険性を冒してでも、動物は睡眠をとるように進化してきた理由がおわかりいただけたでしょうか。読者の皆さんはその機能の多彩さに驚かれたのではないかと思います。

そして、ある点に気付かれたことと思います。そうです、脳にとってグリア細胞の役割が非常に大きいということです。脳の機能を維持するためにグリア細胞がそのメンテナンス役を担っているのです。

〝グリア細胞は夜働く！〟——ニューロンの活動が主に覚醒時の脳の働きだとすれば、睡眠時にはグリアが主に活動し、覚醒時の脳のパフォーマンスを最大にするように裏方の働きをしているのです。もちろんこれは極めて単純化した説明ですので、覚醒時でもグリアはある程度働いていますし、睡眠時のニューロンの働きもゼロというわけではありません。

しかし、グリア細胞の働きが主に夜に行われるのは事実ですので、睡眠時間を確保することが基本的に重要です。そして、一晩ゆっくり眠れば取れるくらいのグリア細胞の疲れにとどめるために、覚醒時の脳の使い方に注意する必要があるのです。

睡眠不足はグリア細胞の行っている生体に必須な物質の合成そのものを低下させてしまうので、積み重なれば、単なる〝疲れ〟という言葉では表現できない本質的なダメージを私たちの脳に与えてしまいます。

それが、年を重ねたときに起こる脳萎縮とそれに伴う認知機能の低下につながってしまうのです。

睡眠時間の確保と覚醒時の脳の使い方の工夫によって脳の萎縮を最低限にとどめることができるはずですので、以下それを見ていきましょう。

第11章

グリア細胞を護ることは、脳を守ること

最も弱いオリゴデンドロサイトを護るために

ここまで見てきたような脳の生体としての特徴から、我々が長く活動的な人生を送るための指針が見えてきます。

「脳を守る」とはニューロンと3種類のグリア細胞が織りなす複雑なネットワークの崩壊を防いでいくことに他なりません。

そしてその第一歩は、とりもなおさずグリア細胞を護ることです。この本のなかで、脳を劣化させる要素をいくつか指摘してきました。それは、脳の中で最も繊細かつ死にやすい細胞であるオリゴデンドロサイトを真っ先に傷つける要素となるものです。

このオリゴデンドロサイトを護る、という発想が脳を守るための効率の良い方法です。それは認知症になるリスクを減らし、年をとってからもみずみずしい脳機能を維持することにつながります。

オリゴデンドロサイトが死ねばアストロサイトやニューロンも引きずられて死んでいってしまいます。その結果が脳の萎縮であり、認知症の症状が出現して、普通の日常生活を送ることが困難になってしまうのです。

脳は構造的に老化しやすい臓器ですから、なんとかそのダメージを最小にして細胞の減少を最低限にしていくしかありません。認知症は症状が出始めてから治療を考えるのではなくて、その予防が重要であり、年を取ってから意識するのではなく、できるだけ若いときからリスクを減らすための努力・生活習慣を心がけていくべきなのです。

そしてその具体的な目標は何でしょうか。ニューロンを守る、グリアを護る、といってもあまりに漠然としていてイメージがわかないかもしれません。

特に悪い影響をもたらしていたのは脳の使い方の偏りです。

睡眠と覚醒の二相性のバランスを取る、そして覚醒時における集中系と分散系の二相性のバランスを取る、これらが重要なポイントになります。

脳の寿命を長くする覚醒と睡眠のバランスとは

睡眠は、記憶の定着、グリンパティック・システムの活性化、ニューロンの軸索を包むミエリンの形成などに重要な働きをしていることを説明してきました。

哺乳類にとっての睡眠は、経験した記憶を定着させることによって他の個体との競争を有利にする利点があるのです。

タンパク質は全て細胞内の小胞体という場所で適切に折りたたまれることによって働く

ことができるのですが、睡眠不足だとこのタンパク質の折りたたみがうまくいかないこともわかってきました。

睡眠が不足すればグリンパティック・システムも十分に働きませんので、脳内には、古くなり異常な折りたたみになったタンパクが凝集・蓄積します。特にアミロイドβやタウタンパクの蓄積は、直接アルツハイマー病の危険因子となります。

また、オリゴデンドロサイトによる軸索を保護するミエリンの合成も、夜間ニューロンの働きが低くなったところで活性化します。ミエリンが十分に合成されなければ、軸索は傷つき、それに伴ってまずオリゴデンドロサイトが死に、炎症反応が加速して、ニューロンも徐々に脱落していってしまうのです。

脳という臓器の特徴、酸素も栄養分も大量に消費するための活性酸素や大量のタンパク合成の負荷、そして情報を長年にわたって保持するためにネットワークの変更を許容せず細胞の新陳代謝を最低限にしている点、これらは細胞の生存という視点で見れば弱点ということになります。

睡眠は、脳という臓器が宿命的に抱え込んだこれらの弱点を補強し、その劣化・老化を最低限にするように働いているのです。全ての哺乳類が捕食者に捕らえられる大きなリスクを冒してまで睡眠にこだわるのは納得の理由があったわけです。

それでは睡眠時間はどれくらい確保すればグリアの保護、疲労からの回復につながるのでしょうか？　これは現実問題として非常に重要で、「とにかく睡眠時間を多く確保せよ」では生活習慣の改善に向けた動機付けが十分にできません。

睡眠時間と死亡リスクの関連に関しては数百万人規模の多くの被験者を対象とした追跡調査があります。

概ね、男女ともに7時間睡眠が最も死亡リスクが低い、という結果でした。それ以下でも、またそれ以上でも死亡リスクが上がるという驚きの結果です。

睡眠時間が少なくなればグリア細胞によるニューロンのメンテナンスが不十分となり、ニューロンの死から認知機能低下へとつながっていきます。認知機能の低下は全ての原因の死亡リスクを上昇させると考えられているのです。

また重要なポイントとして、睡眠不足がマイクログリアの章で説明した自然免疫を活性化し、慢性炎症を引き起こすことも関与していると考えられています。

睡眠時間の取りすぎで生存期間が短くなる点に関しては、原因なのか結果なのかはっきりしません。もともと体調が悪く睡眠時間が長く必要となる人もいるからです。ただし、ニューロンの活動が少なくなればオリゴデンドロサイトへの刺激が減って不活化し、脱落しやすくなることとは関連があるかもしれません。

「脳は適度に使い、正しく休ませる」という姿勢が脳の健康寿命を長くするのに重要です。とにかく、睡眠時間を削って頑張る、という姿勢はやめた方がいいでしょう。

グリア細胞はニューロンを守るために夜間睡眠時に働いていたのです。

集中系と分散系のバランスを取る

重要な点として、偏った脳の使い方を避けなければいけないことを改めて強調しておきます。「脳を使う」というと、「何か目的を持った活動をする」ことだと思っていませんか？

もちろんそれは重要な脳の機能ですが、どうやら脳はそれだけではうまく働けないようなのです。覚醒はしているけれど何もしていない、というときに活性化している部分があるということを説明しました。

分散系、特にＤＭＮのことです。この働きはまだ十分には解明されていませんが、無意識の中で脳を維持するために重要な働きをしています。

何か課題遂行に集中しているときには抑制され、覚醒はしているが何もしていないという状態では活性化していることがわかっています。また、慢性ストレスやうつにおいては恒常的に活性化してしまっていることも示されました。

「ニューロンを使いすぎないことが大切」と言っても、分散系はほぼ全て無意識下に制御されているため、意識的にコントロールするのは大変難しいことです。

それではどうすればいいのか。これまでの知識を元に考えてみましょう。


分散系の適切な活性化、そのためには「目的を持った行動はしない」「弛緩《しかん》した」時間の過ごし方を取り入れる、ということが重要でしょう。海を見るために旅行に行く、といった非日常的なことはまさに分散系を活性化する時間といえますが、それでは足りません。毎日の生活に、いかに何もしない「弛緩した」時間を取り入れるか。

映画を見る、今でいえばスマホでユーチューブを見る、といった完全に受動的な時間の過ごし方も意外に重要だったということです。もしかするとテレビのような完全に受け身の媒体を何も考えずに眺めている、という時間も脳のためには決して悪いことではないのかもしれません。

そして、実はもっと難しいのは適切に分散系を抑制することです。分散系の脳の働きを、意識的に抑制する・休ませるのはとても難しいことに見えます。

精神的なストレスを受けると、分散系は自動的に活性化されてしまうからです。現代人に多いうつ状態でも強力に分散系が活性化していることが示されています。

それでは、このストレスの多い社会に生きる私たちはどうすれば適切に分散系の脳を休ませることができるのでしょうか。

睡眠は、特にレム睡眠において分散系を活性化してしまいますのであまり効果的とはいえません。

ここで、脳という臓器は常に二相性の働き方をしており、片方が他方を抑制するという関係にあることを思い出してください。何か目的を持った活動をしているとき(集中系)と、ぼーっとして目的を持った行動は何もしていないとき（分散系）です。

要するに、集中系を活性化することが最も効率的な分散系の抑制につながるのです。

かつて「仕事人間」という言葉がありました。生活は職場と家の往復のみで、時間の大半を仕事に費やし、それ以外は寝ているだけ、という人のことです。

精神的ストレスが多く長生きとなった現代人において、仕事人間は決して悪いことではないようにも思えます。

しかし、いつも集中系を使って効率よく目的を達成することを目指していると、逆に脳のパフォーマンスを最大限に引き出すことはできません。新しい着想によるスケールの大きな仕事はできないでしょう。

また、この偏りは集中系の萎縮を早めますので、認知機能の低下を進めてしまいます。目的を持った活動をしていない「休息状態」が、脳のパフォーマンスを最大限に引き出し、かつ長持ちさせるために必須であることはおわかりいただけますね。

2つの系が存在することが脳の働き方として重要であり、それらがバランスよく交互に働くように心がけましょう。どちらか一つに偏らないような生活のリズムを実践していくことによって、グリア細胞を護ることができるのです。

テレビゲームは精神的ストレスから脳を守る

2019年5月にWHOが「ゲーム障害」を正式な国際疾病分類に加えたことが話題となりました。テレビゲーム（欧米ではビデオゲームと呼ばれることが多い）にのめり込み、多くの時間を費やすあまり生活が破綻《はたん》してしまうことがあるのです。

診断は、他の生活上の関心事や日常の活動よりゲームを優先し、その時間をコントロールできない、学業や仕事、家事など日常生活に著しい障害がある、などが基準となります。

確かにこのような状態は学生にとっても社会人にとっても問題でしょう。

しかし、ゲームへの依存は、違法薬物への依存や中毒と異なり、「絶対に悪である」とは言えない場合があるのです。

背景に、強い精神的ストレスやうつ状態がある場合です。

こういった場合には、何か無条件に集中できる時間が必要になります。勉強や仕事に打ち込めればベストですが、ストレス下で他のことを忘れてこれらに集中するのは難しい場合が多いと思います。そういったときには、テレビゲームやスマホでゲームをすることが、過度にならなければ、脳を休め、うつ状態からの脱出に有効となるのです。

「ときにはゲームに集中」という考え方が、引きこもりと言われる状態から人々を救い出し、自殺などの最悪の結果となってしまうのを防ぐ効果があるかもしれません。

うつ状態では、分散系が過活動となっていますが、テレビゲームをするのは目的を持った集中力を要する作業ですので、分散系を抑制することになるからです。

最近、理化学研究所を中心とした研究グループから大変興味深い研究が報告されました。細胞に光を当てることで遺伝子発現をコントロールするという光遺伝学の技術を使って、青斑核《せいはんかく》のノルアドレナリン産生ニューロンを刺激すると、前頭前野外側部が活性化して不安を軽減させることができる、という内容です。不安には分散系の過活動が伴っていますので、これを抑制する集中系をノルアドレナリンで活性化すれば不安が軽くなる、というのはきわめて理解しやすい結果です。

精神的ストレスや不安が強いときには、何か手軽に集中できる対象を見つける、というのは有効な対抗策であり、周囲の人々もそこを理解してあげることが必要だと思います。

脳を守るのに重要な知的刺激のポイントは「面白がっているか」

多くの大規模疫学的研究から、種々の認知機能指標（幼少時の学業成績、高学歴、知的職業）などがアルツハイマー病のリスクを低減することが明らかとなっています。

また、ハーバード大学のセルコーらによって興味深い実験が行われました。アミロイドβの重合体を注入することによってアルツハイマー病に近い認知機能障害をもたらすマウスモデルにおいて、知的刺激に満ちた飼育環境、例えば目新しい遊具をケージに入れたり、動物が中に入って走る回し車を設置するなどすると、その神経毒性を緩和する効果があることが示されたのです。

つまり、興味を持って楽しく遊ぶこと、運動をすることなどがアミロイドβの神経毒性を低減するということです。

通常のアルツハイマー病（孤発性といい、家族性に比べて遺伝子の関与が比較的低いもの）において、アミロイドβの蓄積は、産生過剰よりも排出低下が大きく関わっているのです。実際に、アルツハイマー病患者においては、髄液中のアミロイドβがむしろ低下しているとが診断上重要な指標となります。産生が過剰なためにアミロイドβの蓄積が起こるなら、髄液中にも増加しているはずです。

つまり、アミロイドβはニューロンの活動による産生変化があるにしても、あまり大きな変動ではなく、むしろその排泄こそが脳の状態によって大きく変化し、アルツハイマー病の進展に関与する、ということです。

先ほどご紹介したセルコーらの実験はその続きがあり、先ほどのアミロイドβ負荷マウスのノルアドレナリンリセプターをブロックしておくと、知的刺激に満ちた飼育環境の脳保護作用が失われたのです。つまり、面白い遊具で遊ぶことや、回し車で運動することはノルアドレナリンの作用によって脳保護作用を発揮していたということになります。

ノルアドレナリンは集中系を活性化し、分散系を抑制しています。知的刺激に満ちた環境刺激は、集中系のシナプスを活性化することによって脳保護作用を発揮するのです。

また、このノルアドレナリンリセプターが多く発現しているのは、前頭前野のニューロンの他に、アストロサイトとマイクログリアがあります。いずれも老廃物の除去に重要な役割を果たす細胞でしたね。特にアストロサイトの関わるグリンパティック・システムは、アミロイドβの排出機構として注目されており、知的刺激はその働きを活性化していたのです。

知的刺激といっても、何か難しいことを考えろ、というわけではありません。本人が「面白がる」ことが一番重要なのです。

面白い、ということは新しい知識や環境との遭遇、不確かな未来に向けての期待、などに際して抱く感情です。つまり、セルコーラが実験で用いたノルアドレナリンやドーパミンといった神経調節物質で引き起こされるものです。

これらが満ちた脳では新しい知識や環境との出会いでより強く報酬系が興奮し、喜びと感じるわけです。期待感とは未来志向ということであり、未来志向の人は、常にわくわくした人生を送ることができます。そしてそれが、脳を守ることにつながってくるわけです。

運動することの脳保護効果は、本当にあるのか

散歩やランニングなど体を動かすことでストレスや毎日の仕事の疲れが飛んでいくような気がしますよね。一日の仕事で疲れ果てていても、そこで10分でも15分でも外に出て運動をすれば、疲れからの回復は劇的に良くなる、というのが実感です。私の場合は自転車ですが、風を切って走れば気分爽快！　さっきまでの疲れも忘れてしまいます。

運動が脳にもたらす影響について、いくつかの切り口から見ていきましょう。

まず、全身性の要素としては、主に筋肉から分泌される種々の成長因子の影響が重要です。筋肉を動かすことで分泌されるＩＧＦ－１（インスリン様成長因子）やＶＥＧＦ（血管内皮細胞増殖因子）は、脳内ではニューロンやグリア細胞の保護に働きます。

またＩＧＦ－１やＶＥＧＦは、脳においてＢＤＮＦ（脳由来神経栄養因子）を増加させて、これも脳保護効果を持つとともに、精神を安定させる作用のある神経伝達物質セロトニンの産生を促します。動物実験においては、ＩＧＦ－１やＶＥＧＦ、ＢＤＮＦは海馬の血流を増加させ、神経新生を増やして海馬の体積を増大させるとともに、認知機能も改善させることが知られています。

また、これらの成長因子は、炎症を促進するサイトカインであるＩＬ－１βを減少させ、脳内の炎症反応を抑える働きもあります。さらに、運動することによってコルチゾールやノルアドレナリンなどのストレスホルモンが減少するため、この点からも脳保護効果を発揮することになるわけです。

一方で、一般の方々にぎりぎりまで体を酷使するような強い運動はお勧めできません。こういった長時間の心拍数上昇を伴う運動や、より筋肉負荷の強い運動はストレスホルモンの分泌を促してしまうからです。

それでは、どのくらいの運動が脳に良いのでしょうか？

一人一人の年齢や身体機能にもよりますので、一概には言えませんが、「爽快感」を感じるかどうか、が大きな判断基準でしょう。

基礎疾患のない健康な人では、中等度からやや強めの運動で、呼吸数・心拍数が上がるくらいの運動が不安感抑制効果に優れているようです。WHOの統計レポートでも、よく運動をする人には不安障害が少ないとされています。「よく運動をする」というのは、「自発的に、気持ちのいい範囲で運動をする」ということに他なりません。

心血管障害などの基礎疾患のある人では、不安感が強い場合は死亡率を高めてしまうことさえ知られているため、不安障害への対処は重要です。ここでも、心臓に過度な負担をかけない程度の有酸素運動がその不安感を軽くし、死亡率も低下させることが示されています。当然、運動をすることのリスクもあると思いますが、運動をしないことのリスクの方がはるかに大きいと考えてよさそうです。

運動は、「分散系」「集中系」のバランスにどんな影響を及ぼすか

それでは、運動には、ここまで説明してきた脳機能のバランスを保つうえで、どのような効果があるのでしょうか。

脳血流との関連からみると、人間を対象にした研究が行われていて、自転車型のフィッ

トネス器具を用いた運動によって、前頭前野内側部の梁下野《りょうかや》と言われる部位と、前部帯状回の血流が3割ほど増えることが示されました。これに伴って、実行機能が統計学的に有意に改善するとともに、不安やうつを改善する効果があったのです。

前部帯状回は前頭頭頂葉外側部を中心とした集中系と豊富な神経連絡がありますので、集中系に関連する領域の血流増加が実行機能の改善につながったと考えられます。

また、メタアナリシスという多くの研究結果を統合して分析する手法からも、運動することが、不安な気持ちやうつ傾向を改善する他、実行機能や作業記憶などの認知機能、自発性を向上させ、慢性疼痛などにも良い影響を与えることが示されました。ここでいう「運動」というのは、散歩や軽度のランニングといった有酸素運動の他、筋トレのような短時間に強い負荷をかける運動も当てはまります。

不安や恐怖、慢性的な精神的ストレスはいずれも分散系のＤＭＮを活性化することが示されていましたね。精神的ストレスの強い現代人ですから、特に加齢やアルツハイマー病において、長い神経線維の多いＤＭＮは真っ先に細胞脱落が起こってきます。

米国では、湾岸戦争の退役軍人の多くに見られるうつ症状が問題となっています。その治療として自転車を使った運動療法が有効で、ＤＭＮの活動を有意に低下させることが報告されました。また、アルツハイマー病の動物モデルにおいても、動物たちを自発的に運動のできる環境に置くことが、DMNの活動抑制とともにうつ様症状の改善をもたらしました。

つまり運動は、分散系であるDMNが過活動になっていれば抑制し、DMNの働き方を「正常化」する方向に働いているのです。

人間は動物ですから、「動いている状態」で快感が生まれ、脳機能のバランスが取れるようにできているのだと思います。私たちの祖先が、大地を走り回って獲物やおいしい木の実を見つけることができたときの感覚が遺伝子に刻まれているのでしょう。

運動をすると気分が爽快になることの脳科学的な裏付けがあったわけです。

「あきらめる」ことから始めるから〝光〟が見える

ここまで読んでいただいた読者の皆さんには、脳がどれほど複雑で繊細な臓器か、ということがおわかりいただけたかと思います。

時の流れをも組み込んだニューロンとグリアのネットワークが日々働きながら、少しずつ崩壊していくのです。それを食い止めて、年齢を重ねても若い時と同じ脳のパフォーマンスを維持するにはどうしたらいいのか？

私たちは、まず「あきらめる」ことから始めなくてはなりません。

生物学的に、高度に分化した細胞には必ず死が運命づけられているからです。そして、脳の老化スピードを最低限にする、という発想こそ重要です。

脳の働き方の原理についてお話をしてきました。

1つ目、脳には3種類のグリア細胞があって、必死にニューロンのメンテナンスをしていること。

2つ目にニューロンは覚醒時に働き、グリア細胞は睡眠時に働くことも強調してきました。グリア細胞のメンテナンス能力は、ニューロンが活発に電気的活動をしているときには発揮できません。すなわち、睡眠が必要になります。

そして3つ目、脳には集中系と分散系の働き方があり、両者のバランスが取れた働き方が重要であること。基本的には、片方が働いているときには他方が休息をとれます。休息をとれれば、その領域ではグリア細胞が働いて、ニューロンのメンテナンスができるというわけです。

これらの原理を理解しているだけで、極端な脳の使い方を避け、脳の劣化を最低限にすることができるでしょう。脳の原理を知ることこそ最大のポイントです。

認知症の予防は、年を取ってから意識するよりも、できるだけ若いときからリスクを減らすための生活習慣を心がけていく方が効果が高まります。

生きている限り、ニューロン・グリアネットワークの崩壊を防ぐことはできません。若いときから、その崩壊を最低限にする努力を続けることは、脳の老化のスピードを遅らせ、年齢を重ねたときに健全な脳を維持しているために有効なのです。

認知機能の低下が始まっていても打つ手はある

では、すでにある程度高齢となった人は打つ手がないのでしょうか？

そんなことはありません。特に、脳の使い方のバランス、集中系と分散系のバランスは、高齢者にとっても、その後の脳のパフォーマンスを決める重要な要素となるのです。むしろ若いときよりもこのバランスに敏感といえるかもしれません。

なぜなら、現代人のような精神的ストレスの多い環境にさらされ続けると、分散系のDMNの過活動状態が続き、年齢を重ねるにつれて分散系のオリゴデンドロサイトが脱落し、ニューロンも減少し始めて、脳の予備力が低下しているからです。

全体としての細胞量が減ってくると、脳の使い方のアンバランスの影響が出やすくなるのです。

こうなると認知機能はすでに低下し始めていることでしょう。しかし、実はこの状況はまだ回復可能であると考えてください。細胞量が減っているからこそ、そこからの更なる脳へのダメージを最低限にする努力は、加速度的な脳萎縮の進行を妨げることにつながります。

さらに多くのニューロンが脱落してDMNの萎縮が進行してしまう前に、集中系とのバランスを取るようにすることは、脳のパフォーマンスを下げないために大変有効です。

そういった意味で、高齢になっても社会と関わる仕事を続けられることは大変幸せなことですし、たまたまそういった環境になくても、スマホでゲームでも、読書でも、脳トレでも、目的を持った集中系作業を続けることは有効です。

年を取っても、「脳の老化スピードを遅らせること」はあきらめない、という姿勢が重要なのです。

あなたの脳はこの世に一つだけ

皆さんは自分の記憶をどこまでたどることができるでしょうか？

私はせいぜい小学校低学年のときの思い出くらいですが、3歳ころまでの記憶をたどれるという人もいるようです。

全ての人が、いろいろな経験をし、いろいろな思いを抱きながらここまで生きてきたはずです。そういった様々な出来事が脳の中に記憶として残されていますが、それはとりもなおさず、その人のニューロン・グリアネットワークの中に刻み込まれているということです。

直接思い出すことはなくても、昔住んでいた街を訪れたり、小さいころに遊んだおもちゃを手にしたり、あるいは若いころ旅をしたときに買ったキーホルダーを見たら、そのときの情景が手に取るように浮かんできた、ということもあるでしょう。情景を思い出せなくても「なんとなく、ふわっと懐かしい香りがした」というような経験もあるはずです。

顕在意識の中で思い出すことはできなくても、全ての経験はニューロン・グリアネットワークの中に、つまり潜在意識の中には残っているのです。

人間はそれぞれ違う遺伝子を持っています。そのうえ、人それぞれの経験、出会い、思いがあるので、このネットワークは一人ひとり全く違うわけです。

もし、全く同じ経験があったとしても、生まれてからどれくらいたった時期にそれを経験するか、経験する順番はどうか、ということでもニューロンのつながり方は違ってきます。さらに、その経験をどのようにとらえ、どのような思いを抱くか、ということは各個人の個性、それまでに作り上げたニューロン・グリアネットワークによって違います。

つまり、脳は一人ひとり遺伝的に違うのみならず、生まれてから、あるいは生まれる前からの経験まで全て時系列で刻み込んだ、この宇宙で唯一無二の構造物なのです。

しかも、ニューロン・グリアネットワークに刻み込まれた記憶は、固定された完成品として存在するのではなく、おびただしい数のタンパクや脂質やＤＮＡが破壊・更新される無情なまでの時の流れの中で維持されているわけです。ニューロンに対するグリア細胞の関わり方は、日々、その瞬間にも新たな経験を刻み込んで変更されていくわけですから、脳を維持していくというのは非常に難しいということがわかります。

人間の脳はそれだけ複雑で貴重なものであるということです。人間の尊厳の根幹をなすものと言ってもいいでしょう。

グリア細胞への敬意を込めて

そして、この宇宙に唯一無二の我々の脳は、日々の生活の中で常に更新されながら、一方で、確実に、それ以上の速さで崩壊していきます。遠い昔に砂浜で作った砂の城が、波にさらわれて、ゆっくり崩れていく様に似ているかもしれません。

この流れを止めることはできませんが、ぜひ知っておいてほしいことは、脳に関しては時の流れを緩やかにすることが可能だ、ということです。

私たちは、何気なく続く毎日の中で、昨日と同じ自分が、昨日と同じ自分の脳が自然とそこにある、と考えてしまいます。しかし、脳の中では一人ひとりの歴史を刻んだニューロンネットワークを守るために、グリア細胞による戦いが日夜繰り広げられていたのです。グリア細胞はニューロンの電気的活動を支え、調和を与え、シナプスの可塑性を生み出し、脳内の老廃物を除去していました。こういった多彩な働きは、もともとグリア細胞に過重な代謝活動を課していたため、この細胞は負荷がかかった場合に死にやすいという宿命を背負うことになりました。

つまり、グリア細胞こそが、脳の老化を決める鍵となる存在だったのです。

それでは、脳の時の流れを緩やかにする、とはどういうことでしょうか。それは、グリア細胞への負荷を軽くする、ということに他なりません。

この本で書かせていただいた脳の働き方の原理を頭の片隅に置いて、日々の生活を送りましょう。

脳は常に2つの相、「覚醒と睡眠」、「集中系と分散系」つまり「緊張と緩和」がバランスを取りながら、その老化が最低限になるように進化してきました。この原理を知って、それらのバランスを心がけた日々こそが、グリア細胞を休め、脳を休めて老化のスピードを遅くすることにつながります。

脳は使うほどに成長する、というのは間違いです。

活動と休息との適切なバランスこそ重要なのです。そして、それはやがて年を重ねて老化が目立つようになってきたときに、脳のパフォーマンスの差として表れてきます。

長い間、人類の寿命は50年以下でした。急速に寿命が延びて100年近い時を生きるようになった人類は、ニューロンネットワークを以前よりもはるかに長い時間守りぬいていかなくてはなりません。そのためには、脳の働きを陰ながら支えてきたグリア細胞に敬意を払い、少しでもその負担を軽くするような心がけが必要になるのです。

老化に抗うことはできませんが、脳の時の流れを緩やかにすることには、あきらめずに取り組んでいきましょう。

何歳になっても、自分らしい健やかな生活を送るために。

青春新書 *INTELLIGENCE*

こころ涌き立つ「知」の冒険

いまを生きる

〝青春新書〟は昭和三一年に――若い日に常にあなたの心の友として、その糧となり実になる多様な知恵が、生きる指標として勇気と力になり、すぐに役立つ――をモットーに創刊された。

そして昭和三八年、新しい時代の気運の中で、新書〝プレイブックス〟にその役目のバトンを渡した。「人生を自由自在に活動《プレイ》する」のキャッチコピーのもと――すべてのうっ積を吹きとばし、自由闊達な活動力を培養し、勇気と自信を生み出す最も楽しいシリーズ――となった。

いまや、私たちはバブル経済崩壊後の混沌とした価値観のただ中にいる。その価値観は常に未曾有の変貌を見せ、社会は少子高齢化し、地球規模の環境問題等は解決の兆しを見せない。私たちはあらゆる不安と懐疑に対峙している。

本シリーズ〝青春新書インテリジェンス〟はまさに、この時代の欲求によってプレイブックスから分化・刊行された。それは即ち、「心の中に自らの青春の輝きを失わない旺盛な知力、活力への欲求」に他ならない。応えるべきキャッチコピーは「こころ涌き立つ〝知〟の冒険」である。

予測のつかない時代にあって、一人ひとりの足元を照らし出すシリーズでありたいと願う。青春出版社は本年創業五〇周年を迎えた。これはひとえに長年に亘る多くの読者の熱いご支持の賜物である。社員一同深く感謝し、より一層世の中に希望と勇気の明るい光を放つ書籍を出版すべく、鋭意志すものである。

平成一七年　　刊行者　小澤源太郎

著者紹介

岩立康男〈いわだて やすお〉

1957年東京生まれ。千葉大学医学部卒業後、脳神経外科の臨床と研究を行う。主に、脳腫瘍の手術と、グリア細胞が腫瘍化した「グリオーマ」の研究を行い、その悪性化の分子機序、免疫学的治療と腫瘍微小環境の変化などに関する論文多数。正常グリア細胞がグリオーマの進展を抑えていることに着目し、治療に応用してきた。

2016年から千葉大学脳神経外科学教授。2017年には、グリオーマ細胞の治療抵抗性獲得に関する論文で米国脳神経外科学会（Congress of Neurological Surgeons）の腫瘍部門年間最高賞を受賞。

脳《のう》の寿命《じゅみょう》を決《き》めるグリア細胞《さいぼう》　青春新書 INTELLIGENCE

2021年11月15日　第1刷

著者　岩《いわ》立《だて》康《やす》男《お》

発行者　小澤源太郎

責任編集　株式会社プライム涌光
電話　編集部　03(3203)2850

発行所　東京都新宿区若松町12番1号 〒162-0056　株式会社青春出版社
電話　営業部　03(3207)1916　振替番号　00190-7-98602

印刷・中央精版印刷　製本・ナショナル製本

ISBN978-4-413-04637-4

こころ涌き立つ「知」の冒険！

青春新書 INTELLIGENCE

弘兼流 やめる！ 生き方	弘兼憲史	PI·602
会社を離れても仕事が途切れない7つのツボ	伊藤賀一	PI·603
ウイルスに強くなる「粘膜免疫力」	溝口 徹	PI·604
認知症グレーゾーン 「人の名前が出てこない」だけではなかった	朝田 隆	PI·605
感情を〝毒〟にしないコツ 心と体の免疫力を高める「1日5分」の習慣	大平哲也	PI·606
日本の神様の「家系図」 あの神様の由来と特徴がよくわかる	戸部民夫	PI·607
英会話 言わなきゃよかったこの単語	デイビッド・セイン	PI·608
脳科学者が教える「ストレスフリー」な脳の習慣	有田秀穂	PI·609
ボケたくなければ「奥歯」は抜くな	山本龍生	PI·610
リーダーとは「言葉」である 行き詰まりを抜け出す77の名言・名演説	向谷匡史	PI·611
自衛隊メンタル教官が教える 心をリセットする技術	下園壮太	PI·612
「エビデンス《科学的根拠》」の落とし穴	松村むつみ	PI·613
自分で考えて動く部下が育つすごい質問30	大塚 寿	PI·614
血糖値は「腸」で下がる 腸からインスリン・スイッチをオンにする生活習慣	森 豊 松生恒夫	PI·615
最速で体が変わる「尻《しり》」筋トレ 1日5分！ 世界標準の全身ビルドアップ術	弘田雄士	PI·616
〝スカノミクス〟に蝕《むしば》まれる日本経済	浜 矩子	PI·617
教科書の常識がくつがえる！ 最新の日本史	河合 敦	PI·618
ビジネスが広がるクラブハウス	武井一巳	PI·619
語源×図解 くらべて覚える英単語	清水建二	PI·620
ストレスの9割は「脳の錯覚」 思考グセに気づけば、もっとラクに生きられる	和田秀樹	PI·621
還暦からの人生戦略 最高の人生に仕上げる〝超実践的〟ヒント	佐藤 優	PI·622
2035年「ガソリン車」消滅	安井孝之	PI·623
2030年を生き抜く会社のSDGs	次原悦子 サニーサイドアップグループ	PI·624
ミッドライフ・クライシス	鎌田 實	PI·625

お願い　ページわりの関係からここでは一部の既刊本しか掲載してありません。